Die Wahrheit über Prostatakrebs

Prof. Dr. med. Klaus Maar
Die Wahrheit über Prostatakrebs
Lektorat: Eva Ruth

info@j-kamphausen.de

Umschlaggestaltung, Innenlayout:
Sabine Schiche, ad department, Bielefeld
Fotos Titel: Shutterstock (groß); ingimage: 1, 2;
fotolia: 3; Prof. Dr. Maar: 4: Michael Campo: 5
Druck & Verarbeitung:
CPI - Clausen & Bosse, Leck

www. weltinnenraum.de

7. überarbeitete Auflage - 2015

Bibliografische Information der Deutschen Nationalbibliothek

Die Deutsche Nationalbibliothek verzeichnet diese
Publikation in der Deutschen Nationalbibliografie;
detaillierte bibliografische Daten sind im Internet
über **http://dnb.d-nb.de** abrufbar.

ISBN 978-3-89901-721-2
E-Book ISBN 978-3-89901-800-4

CPI
Mehr Bäume.
Weniger CO_2.
www.cpibooks.de/klimaneutral

Die Wahrheit über Prostatakrebs

Neue Wege in Diagnostik und Behandlung

Prof. Dr. med. Klaus Maar

AURUM

Inhalt

Warum ich dieses Buch geschrieben habe

Vor etwa 10 Jahren ist mein Buch „Rebell gegen den Krebs“ erschienen. Viele Tausend Menschen haben es gelesen; Zeitschriften mit Millionen-Auflagen haben darüber berichtet, meist sehr freundlich und positiv. Das Buch hat mir viele neue Freunde unter den Patienten gebracht und viele Feinde unter den Kollegen. Kein Wunder, denn die Wahrheit ist oft nicht angenehm, besonders bei einem so ernsten Thema wie der Tumorerkrankung.

Vielen Tausenden Menschen konnte ich bei meinen Vorträgen in ganz Deutschland die Wahrheit über ihre Krankheit erzählen und hoffentlich manchen von ihnen etwas Zuversicht und Hoffnung mit auf den Weg geben; viele Patienten sind in unsere Tagesklinik nach Düsseldorf gekommen, weil sie durch das Buch und die Medienberichte davon gehört hatten.

So weit, so gut. Warum dann noch ein zweites Buch?

Dafür gibt es viele Gründe, manche davon sind einleuchtend, manche erschreckend. Der Prostatakrebs ist auf so viele Arten einzigartig ist, dass im Hauptwerk nicht Platz war, alle davon ausführlich zu beschreiben.

Hier eine kurze Übersicht über die Beweggründe, ein eigenes Buch über dieses Thema zu schreiben:

Kein Krebs ist bei Männern so verbreitet wie der Prostatakrebs

In Deutschland leiden etwa 750.000 Männer an Prostatakrebs. Stellen Sie sich vor, dass jeder männliche Einwohner von München daran erkrankt wäre, dann erkennen Sie die Größenordnung.

Diese Zahl ist mit Vorsicht zu genießen: Das sind nur die Männer, bei denen ein Prostata-Ca diagnostiziert worden ist; die Dunkelziffer ist vermutlich sehr hoch; es gibt Untersuchungen und Theorien, dass nur jeder fünfte Prostatakrebs diagnostiziert wird. Das hieße also, dass fast jeder zehnte Deutsche an einem Prostat-Ca leidet. Das ist einerseits schlecht, weil viele, vor allem jüngere, Männer zu spät behandelt werden und Metastasen dann nicht mehr zu vermeiden sind. Bei vielen ist es aber auch umgekehrt: Sie ersparen sich durch das nicht entdeckte Prostata-Ca jahrelange quälende Behandlungen, führen ihr gewohntes Leben glücklich weiter und sterben Jahrzehnte später mit, aber nicht an einem Prostatakarzinom.

Diese Betrachtungsweise klingt vielleicht auf den ersten Blick verantwortungslos; aber ich sehe so viele Patienten, die einen jahrelangen Leidensweg aus falschen Diagnosen, falschen Behandlungen, quälenden Nebenwirkungen und privaten und familiären Niederlagen hinter sich haben und die ohne Diagnose ganz sicher ein besseres Leben hätten.

Kein Krebs ist so harmlos und gleichzeitig so heimtückisch

In vielen Fällen bleibt Prostatakrebs unerkannt und folgenlos; und doch ist er die Art von Krebs, an der die meisten Männer sterben. Viele werden unnötig operiert oder auf andere Arten behandelt, viele werden nicht oder zu spät diagnostiziert.

Es ist sozusagen ein Krebs mit zwei Gesichtern und oft, leider zu oft, zeigt er das falsche Gesicht.

Über Prostatakrebs ist sehr wenig bekannt

Dass die Patienten wenig über ihre Krankheit wissen, kann man ihnen natürlich nicht zum Vorwurf machen. Nach einer Umfrage der amerikanischen Gesundheitszeitschrift „Men's Health" wissen etwa ein Viertel der männlichen Bevölkerung gar nicht, dass sie eine Prostata haben. Die restlichen drei Viertel wissen wahrscheinlich nicht alle, wofür die Prostata da ist oder welche Krankheiten sie befallen können.

Aber auch in Fachkreisen ist sehr wenig, viel zu wenig über Prostatakrebs bekannt, vor allem, wenn man bedenkt, dass er unter älteren Männer fast eine „Volkskrankheit" ist. Man weiß nicht, was ihn verursacht; man weiß nicht, wie viele Männer überhaupt davon befallen sind; man weiß nicht, wie er eindeutig und genau zu diagnostizieren ist; und man weiß schon überhaupt nicht, wie er richtig zu behandeln ist, obwohl die Patienten meist mit sehr eindringlichen Therapievorschlägen drangsaliert werden.

Kein Krebs wird so oft falsch behandelt

Dieses Unwissen setzt sich leider in erschreckender Weise bei den Einzelheiten der Therapie fort. Von allen Horrorgeschichten, die uns Patienten erzählen, wenn sie als „letzte Zuflucht“ zu uns kommen, handeln die meisten von Prostatakrebs.

Wenn Sie einen Fachmann nach der optimalen Behandlungsmethode für Prostatakrebs fragen, werden Sie IMMER sein eigenes Spezialgebiet als letztgültige Antwort bekommen. Ein Chirurg wird Ihnen in den meiste Fällen die Totaloperation (vornehmer ausgedrückt: die „radikale Prostatektomie“) dringend empfehlen, meist so rasch wie möglich, getreu der alten Chirurgenweisheit „Erst schneiden, dann fragen“.

Ein Radiologie wird Ihnen die Bestrahlung ans Herz legen, jeweils in der Variante, die dieses Jahr gerade auf Fachkongressen in Mode ist. Und wenn Sie Pech haben, wird Ihnen ein Arzt die Chemotherapie anpreisen und dabei versichern, dass man die furchtbaren Nebenwirkungen heutzutage mit neuen Medikamenten im Griff hat; deren Nebenwirkungen wiederum kann mit weiteren Medikamenten bekämpfen und so weiter.

Die Alternativ-Gurus werden Ihnen erzählen, dass man die Krankheit besiegen kann, wenn man nur genug Vitamine einnimmt und auf einen festen Glauben (für nicht religiöse Menschen: Visualisierung) vertraut. Eventuell noch ab und zu eine kleine Mistelspritze.

Falls Sie Ihr Heil in einer „Selbsthilfegruppe“ suchen, werden Sie sich anhören dürfen, wie Vereinsmeier ohne jede medizinische Vorbildung sich gegenseitig mit ihren Gleason-Scores und PSA-Werten anprotzen und Unsinn über alle möglichen Behandlungsmethoden verbreiten, so dass Sie sich zuletzt am liebsten gar nicht mehr behandeln lassen wollen (was übrigens bei der Erfolgsquote der angebotenen Behandlungsmethoden oft nicht die schlechteste Option ist; man nennt das „Watchful Waiting“ und wir werden später in diesem Buch noch darauf zurück kommen).

Kaum einer unter den echten oder selbst ernannten Fachleuten wird Ihnen von den Nebenwirkungen der meisten Methoden erzählen: Sie können nicht mehr Geschlechtsverkehr haben. Sie können den Harn nicht halten Sie können den Stuhl nicht halten. Ihnen wachsen Brüste und Sie werden einer alten Frau immer ähnlicher sehen.

Und schon gar nicht wird Ihnen jemand die wissenschaftlichen Fakten zur Beweislage offen ins Gesicht sagen:

- Es gibt keinen wissenschaftlichen Beweis, dass Chemotherapie Prostatakrebs dauerhaft oder für längere Zeit heilt.
- Es gibt keinen wissenschaftlichen Beweis, dass Bestrahlung Prostatakrebs dauerhaft oder für längere Zeit heilt.
- Es gibt keinen wissenschaftlichen Beweis, dass die Radikaloperation Prostatakrebs dauerhaft oder für längere Zeit heilt.

Überrascht? Und doch ist es so. Dieselben medizinischen Kapazitäten, die sofort für jede neue Behandlungsmethode lautstark aufwendigste wissenschaftliche Nachweise fordern, geben selber an Universitäten und Kliniken die althergebrachten Behandlungsmethoden ungeprüft weiter; Methoden, die den Patienten meist nicht nützen und oft genug auch Schaden anrichten können.

Prostatakrebs ist unser Spezialgebiet

Mein ursprüngliches Fachgebiet ist die Urologie. Ich bin meines Wissens weltweit der einzig biologisch arbeitende Urologe und habe in meiner Tagesklinik in Düsseldorf viele hundert Patienten mit Prostatakrebs behandelt.

Dabei habe ich im Laufe der Jahre die Erkenntnis gewonnen, dass die von uns entwickelte Biologische Intensiv-Therapie ganz besonders gut bei Prostatakrebs angewendet werden kann.

Das wichtigste Kapitel in diesem Buch ist daher der Biologischen Intensiv-Therapie und ihrem Einsatz beim Prostata-Ca gewidmet.

Sie können angesichts aller dieser Tatsachen sicher verstehen, warum ich mich nicht auf dem Erfolg von „Rebell gegen den Krebs" ausruhen wollte und dass ich mich verpflichtet gefühlt habe, ein spezielles Buch über den Prostatakrebs zu schreiben.

Ich hoffe, dass mir das gut gelungen ist; dass dieses Buch den Betroffenen die Hoffnung gibt, den Kampf gegen die Krankheit aufzunehmen und das Wissen, sich vor schlechter Behandlung zu schützen und eigene Entscheidungen zu treffen. Hier geht es letzten Endes um das größte Geschenk, dass Sie jemals erhalten haben: um Ihr Leben!

Unwissenheit, Verwirrung und Täuschung

Zahlen, Daten und Fakten über Prostatakrebs

Es gibt viele verschiedene Krebsarten. Jedes Organ kann auf die eine oder andere Weise bösartige Geschwüre ausbilden. In diesem Buch geht es ganz speziell um den Prostatakrebs. Und das hat mehrere Gründe:

Zum einen betreiben wir hier in Düsseldorf ein Zentrum für die biologische Krebstherapie mit speziellem Blick auf den Prostatakrebs, das einzigartig auf der Welt ist. Seit Jahren erzielen wir sehr gute Ergebnisse mit einem biologischen Konzept für das Prostatakarzinom, das ich als Urologe und Krebsspezialist entwickelt habe. Dieser Grad der Spezialisierung ist ungewöhnlich. Es gibt ihn weltweit wahrscheinlich nur bei uns.

Zum zweiten hebt sich der Prostatakrebs allein schon durch seine Häufigkeit von allen anderen Krebsarten ab. Seit 1998 erkranken in Deutschland mehr Männer an Prostatakrebs als an Lungenkrebs. Und der Prostatakrebs holt weiter auf. Zurzeit sind es etwa 30.000 bis 40.000 Männer, die in Deutschland jedes Jahr neu erkranken. Jeder zehnte Mann wird irgendwann in seinem Leben mit der Diagnose Prostatakrebs konfrontiert.

Dabei wird der Prostatakrebs oft erst spät erkannt. In seinem frühen Stadium verursacht er meist keine Symptome. Viele Männer gehen erst dann zur Untersuchung, wenn die ersten Probleme auftreten. Manche sogar erst dann, wenn die Probleme so gravierend geworden sind, dass sie sich absolut nicht mehr ignorieren lassen. Dabei sind die Symptome oft irreführend: Es kommt zu Knochenschmerzen, Gewichtsverlust, Rückenschmerzen und Schwierigkeiten beim Wasserlassen. Weil der Krebs so spät erkannt wird, haben etwa ein Drittel der Patienten bei der Diagnose bereits Metastasen an anderen Stellen des Körpers. Befallen sind meist die Lymphknoten, die Knochen oder die Lunge. Dadurch wird die Behandlung natürlich wesentlich schwieriger. Eine Heilung ist im fortgeschrittenen Stadium nicht mehr möglich.

Das Prostatakarzinom ist eine Krankheit, die mit zunehmendem Alter immer häufiger auftritt. Bis 40 noch eine absolute Rarität, treten nur zehn Prozent der Fälle zwischen 41 und 59 auf. Doch dann nehmen die Erkrankungen drastisch zu: 70 Prozent aller Männer, die an Prostatakrebs erkranken, sind zwischen 60 und 79 Jahre alt. Mit 80 Jahren oder darüber erkranken offiziell 20 Prozent der Betroffenen an Prostata-Ca, wahrscheinlicher sind 70 bis 80 Prozent.

Je älter der Patient ist, desto größer sind seine Chancen, nicht am Prostatakrebs selbst zu sterben. Im höheren Alter geht die Zellteilung immer langsamer vor sich. Das gilt auch für Krebszellen. Über 80-Jährige sterben daher meist nicht mehr am Prostatakrebs, nur etwa zwei bis drei Prozent von ihnen, und vielleicht acht oder neun Prozent von ihnen werden überhaupt jemals Symptome der Krankheit bemerken. Er wächst einfach nicht mehr schnell genug. Ich erwähne das deshalb so ausdrücklich, weil heute in der konservativen Behandlung kaum oder gar nicht Rücksicht auf diese Tatsachen genommen wird. Da wird operiert, obwohl eigentlich klar sein sollte, dass der Patient ohne diesen gefährlichen Eingriff genauso lange weiter leben könnte – vielleicht sogar länger.

Einer der bekanntesten Mediziner auf dem Fachgebiet ist Professor Thomas Stamey von der Universität Stanford in Kalifornien. Er hat Zeit seines Lebens sicher Tausende Prostata-Ca Patienten operiert; in einer späten Phase seines Wirkens sagte er, ihm sei (in seiner Kirche!) die Erkenntnis gekommen, dass wahrscheinlich keine Krankheit in der Geschichte der Medizin jemals so überbehandelt worden ist wie der Prostatakrebs!

Behandlungserfolge der konservativen Verfahren in Zahlen

Die herkömmliche Behandlung des Prostatakrebses ist äußerst unzureichend. Nach der Statistik ist die Überlebenschance nicht schlecht, doch das hat leider nur den Grund, dass das Prostatakarzinom eben ein Alterskrebs ist. Und Menschen über 80 sterben oft nicht mehr an Krebs, unabhängig davon, an welcher Krebsart sie erkrankt sind.

Das Leben hilft in diesem Fall offensichtlich in vielen Fällen dem behandelnden Arzt. Ein prominentes Beispiel: Der französische Präsident Francois Mitterand war während seiner Amtszeit mit Prostata-Ca diagnostiziert worden und sein Arzt teilte ihm großzügig noch drei Jahre Leben zu; wer meine Hauptwerk „Rebell gegen den Krebs“ gelesen hat, weiß, was ich als Arzt von solchen Todesurteilen halte! Tatsächlich lebte Mitterand noch 18 Jahre.

Wann ist Prostatakrebs mit konservativen Methoden wirklich heilbar?

Heilbar ist Prostatakrebs mit herkömmlichen Behandlungsverfahren nur dann, wenn er früh erkannt wird und noch keine Metastasen gebildet hat. Das ist bei etwa 40 Prozent der Patienten der Fall. Bei 30 Prozent werden bereits bei der ersten Untersuchung Tochtergeschwüre gefunden, bei weiteren 30 Prozent stellt sich heraus, dass der Krebs die Kapsel bereits durchbrochen hat und auf das umliegende Gewebe übergreift. Das bedeutet, dass es trotz aller konventioneller Therapien sehr wahrscheinlich ist, dass sich innerhalb von zehn Jahren Metastasen bilden werden.

Generell schätzt man in Fachkreisen, dass nur ein Fünftel der Prostatakarzinome diagostiziert wird. Man kann davon ausgehen, dass die verbleibenden Patienten meist keine Symptome aufweisen und daher nicht den Arzt aufsuchen.

Von diesem geringen Prozentsatz der diagnostizierten Prostatakrebsfälle ist also weniger als die Hälfte so beschaffen und begrenzt, dass man sie ursächlich behandeln kann. Die anderen kann man nur gegen die Symptome und gegen die Schmerzen, also palliativ, behandeln.

Die übliche Therapie für Prostatakrebs – leider oft auch von fortgeschrittenem Krebsbefall – ist die totale Entfernung der gesamten Prostata, medizinisch radikale Prostatektomie genannt. Eine Methode übrigens, die sehr unangenehme Begleiterscheinungen haben kann – und in den meisten Fällen auch hat – dazu später mehr.

Diese Therapieform ist nur dann wirklich sinnvoll, wenn der Tumor gut vom umgebenden Gewebe abgegrenzt ist. Je kleiner er ist, desto größer sind die Chancen. Dazu muss der Krebs lokal begrenzt ist, das heißt, dass er noch keine Metastasen gebildet hat und noch nicht durch die Kapsel gebrochen ist.

Das erklärt, dass bei der Hälfte aller operierten Männer erst durch die Operation erkannt wird, dass bereits Tochtergeschwüre (Metastasen) vorliegen; für sie bedeutet die gefährliche Operation keine Heilung, man hätte sie ihnen ersparen können. Dazu kommt, dass Untersuchungsserien zeigen, dass 35 bis 65 Prozent der Männer, deren Prostata operativ entfernt wurde, innerhalb von fünf bis zehn Jahren wieder an Krebs erkranken.

Dabei existieren heute schon eine Untersuchungsmethode, die bereits vor der Operation sehr genau anzeigt, ob der Tumor die Kapsel bereits überschritten hat und damit, ob eine Operation möglicherweise nicht mehr sinnvoll ist: Das ist die Magnetresonanztomographie. Mit diesem Verfahren können sogar Lymphknoten auf Krebsbefall untersucht werden, ohne eine unnötige Operation. Deshalb sollte vor einer Operation eine Magnetresonanztomographie (MRT) der Prostata durchgeführt werden. Allerdings wird diese Methode auch heute noch zu selten verwendet. Hätte man häufiger eine MRT vorliegen, würde man weniger operieren!

Zu allem Überfluss ist heute bereits fast sicher nachgewiesen, dass der Eingriff selbst zur Metastasenbildung beitragen kann. Das kann geschehen, wenn wenige Krebszellen im Körper bleiben und in die Blut- oder Lymphbahn gelangen.

Dr. Thomas Stamey von der Universität Stanford – mittlerweile ist er im Ruhestand – hat dieses Problem in einer Studie untersucht. Er verglich Gruppen, die unbehandelt blieben mit Patienten, die erfolglos operiert und/oder bestrahlt wurden. Er verglich die Zeit, in der sich der PSA-Wert dieser Patienten verdoppelte. Der PSA-Wert kann anzeigen, wie schnell die Krankheit fortschreitet.

Das Ergebnis: Bei unbehandelten Patienten verdoppelte sich der PSA durchschnittlich alle vier Jahre. Bei erfolglos operierten oder bestrahlten Patienten verdoppelte er sich etwa alle drei Monate. Das ist 16-mal so schnell!

Bitte verstehen Sie mich nicht falsch! Die Operation der Prostata kann für den Patienten die ideale Lösung sein. Aber sie ist kein Allheilmittel und daher als Standardbehandlung vollkommen ungeeignet. Als Allheilmittel kann man sie nicht einmal bezeichnen, wenn der Krebs selbst tatsächlich nicht mehr auftritt. Dazu sind die Nebenwirkungen dieser brachialen Methode viel zu gravierend.

Nebenwirkungen in Zahlen

Die totale Prostataentfernung ist also eine unsichere Sache; sie sollte daher ausschließlich an Patienten durchgeführt werden, deren mögliche Lebenserwartung nach gelungener Operation zehn Jahre übersteigt. Auf diese Weise sollten Patienten im höheren Alter oder Patienten, die eine andere Erkrankung haben, die ihre Lebenserwartung stark beeinflusst, ausscheiden. Auch Patienten, deren Krebs zu weit fortgeschritten ist, sollte diese Behandlung erspart bleiben. In der Praxis sieht es natürlich anders aus. Die Folgen sind zahlreich:

Die ernsteste Nebenwirkung der Prostataoperation ist der Tod. Nach wie vor sterben etwa zwei Prozent der Patienten während der Operation. Überlegen Sie sich das einmal. Bei einer Operation, die für so viele Menschen unnötig ist, stirbt ein Patient von 50!

Doch auch die anderen Spätfolgen lassen sich sehen:

An Inkontinenz leiden 15 – 30 Prozent der Patienten auch noch lange nach der Operation. Direkt nach der Operation muss fast jeder damit rechnen, dass für einige Zeit immer wieder unwillkürlich Urin abgeht. Manchmal erübrigt sich das Problem ganz von selbst, oft aber ist spezielles Kontinenztraining nötig und viele Patienten brauchen für den Rest ihres Lebens Windeln oder Penisklammern.

Mindestens 90 Prozent der Patienten werden mit der Operation permanent impotent; das bedeutet in diesem Fall, dass sie die Fähigkeit zu Erektion verlieren. Grund für die Impotenz nach der Prostataentfernung ist, dass mit der Prostata meist auch Nerven zerstört werden, die für die sexuelle Erregung zuständig sind. Chirurgen werben heutzutage gerne mit „nervenschonenden“ Operationstechniken. Aus meiner eigenen chirurgischen Erfahrung und aus vertraulichen Vier-Augen-Gesprächen mit Kollegen weiß ich aber, dass auch nach der „nervenschonenden“ Prostataentfernung viele Patienten dauerhaft impotent bleiben.

Der „Erfinder“ dieser angeblich nervenerhaltenden Operationstechnik ist Professor Patrick C. Walsh von der Johns Hopkins Universität. Zum Nachweis des Erfolges seiner Technik hat er einen kleinen Kunstgriff angewandt, der kaum bekannt ist: Er hat keine Patienten mit einen Gleason Score höher als 6 und PSA größer als 10 operiert. Er hat sich also Patienten gesucht, die nicht besonders schwer erkrankt und daher besser zu operieren waren.

Aber selbst die Männer, denen die Impotenz erspart geblieben ist, haben oft Probleme beim Geschlechtsverkehr: 90 Prozent ejakulieren nach der Operation retrograd. Retrograde Ejakulation bedeutet einen Samenerguss in die Harnblase, führt also zu Zeugungsunfähigkeit. Alles in allem kann sich also nur ein einziges Prozent der Männer nach einer operativen Prostataentferung eines völlig ungetrübten Geschlechtsverkehrs erfreuen.

Bis zu 100 Prozent der Patienten leiden nach der Operation an einer Verengung der Harnröhre. Bis zu 15 Prozent haben weiterhin Probleme beim Wasserlassen.

Watchful Waiting – ein völlig neuer Therapieansatz

Die gefährliche Operation, die oft nicht zum gewünschten Ergebnis führt, dabei aber enorme Spätfolgen zeitigt, hat zu einer völlig neuen Behandlungsmethode geführt: dem so genannten „Watchful Waiting". Auf deutsch „Abwartendes Beobachten". Genaugenommen wird bei diesem Ansatz nichts gemacht. Der Patient wird regelmäßig untersucht, jede Veränderung des Tumors genau registriert. Aber es wird nicht therapiert.

Diese Methode wird vor allem bei Männern angewendet, deren Tumor klein und gut differenziert ist. Das heißt, er ist noch nicht weit in das umliegende Gewebe eingedrungen. Sie sehen schon, das sind auch die Patienten, bei denen der operative Eingriff „am wirkungsvollsten" wäre. Das Risiko, dass der Krebs plötzlich schnell zu wachsen beginnt und metastasiert, bleibt bestehen. Trotzdem zeigen Untersuchungen, dass es sich bei dieser Behandlungsmethode offenbar um eine sehr brauchbare handelt:

Unter Patienten, die „abwartendes Beobachtet" wurden, ergab sich eine Überlebensrate von ganzen 87 Prozent innerhalb von zehn Jahren, sofern sie einen gut differenzierten Tumor hatten, der nicht metastasiert. Das alles wären Kandidaten für eine totale Entfernung der Prostata gewesen.

Eine noch deutlichere Sprache spricht eine Studie aus den USA, in der ehemalige Soldaten untersucht wurden. Diese werden von der „Veterans Administration" medizinisch versorgt, daher liegen verlässliche und durchgehende Daten von einer großen Anzahl von Männern vor. An Prostatakrebs erkrankte Veteranen wurden in zwei Gruppen geteilt: Die Mitglieder der einen Gruppe wurden mit der üblichen Therapie behandelt, also einer operativen Totalentfernung der Prostata. Die andere Gruppe wurde „abwartend beobachtet".

Das Ergebnis: Beide Gruppen hatten eine gleich lange Lebenserwartung.

Für mich als Arzt ist aber weder das „Watchful Waiting" noch die „Active Surveillance" eine therapeutische Option, sondern das frühzeitige Eingreifen, insbesondere mit der direkten Erhitzung der Prostata durch die Kurzwellentherapie.

Die Prostata,
das unbekannte Wesen

Viele meiner Patienten wissen, wenn sie zu mir kommen, gar nicht, was die Prostata eigentlich ist, was sie für eine Funktion hat. Ja, es gibt sogar welche, die hartnäckig von der „Prostasta“ sprechen. Und das, obwohl sie oft schon intensiv an der Prostata behandelt worden sind und daher vom behandelten Arzt bereits entsprechend informiert worden sein sollten. Doch die Prostata ist eines der männlichen Sexualorgane und gehört als solches zu einem vollkommen unsinnigen Tabu. Darüber spricht man(n) nicht.

Daher sehe ich es als eine meiner ersten Aufgaben an, den Patienten zu erklären, was die Prostata im gesunden Zustand tut und wozu sie da ist. Und natürlich ganz besonders, was es bedeutet, wenn sie einfach komplett entfernt wird.

Obwohl sie im Alter immer mehr an Bedeutung verliert und ihre Funktionen schließlich kaum mehr benötigt werden, hat ihr Fehlen in der Regel sehr gravierende Nebenwirkungen.

Die Prostata gehört zu den inneren männlichen Sexualorganen, wie etwa die Hoden und Nebenhoden. Sie ist eine Drüse mit der Größe und der Form einer Kastanie und wiegt im gesunden Zustand etwa 20 Gramm. Die Prostata besteht aus einem ausgeklügelten System von Drüsen, Muskulatur und Bindegewebe.

Rund 40 Drüsen füllen die Kapsel aus Bindegewebe. Sie produzieren das Prostatasekret, das der Samenflüssigkeit beim Geschlechtsverkehr beigemengt wird.

Die Prostata befindet sich zwischen Harnblase und Beckenbodenmuskulatur, die den äußeren Schließmuskel für die Harnröhre bildet. Die Porstata umschließt die Harnröhre. Nach vorne ist sie fest mit dem Schambein verbunden, nach hinten liegt sie am Mastdarm an. Daher kann sie über den Darm mit dem Finger untersucht werden.

Wie funktioniert die Prostata?

Die Prostata wird erst mit der Pubertät voll funktionsfähig. Dann reift sie unter dem Einfluss des männlichen Geschlechtshormons Testosteron.

Die gesamte Prostata ist in einen Muskel eingebettet. Dieser zieht sich bei der Ejakulation zusammen; die Prostata wird zusammen gepresst und gibt ihr Sekret durch ihre Ausführungsgänge an den Samenleiter ab. Beide verbinden sich zum Spritzkanal, wo sich Prostatasekret und die Samenzellen aus den Hoden, die in den Nebenhoden gespeichert werden, vermengen. Samenzellen und Prostatasekret gemeinsam bilden das Sperma.

Die Prostata wird auch als Vorsteherdrüse bezeichnet. Wie sie zu diesem Namen gekommen ist, erklärt sich aus ihrem Aufgabenbereich: Die Prostata sorgt nämlich dafür, dass einerseits beim Wasserlassen kein Urin in den Spritzkanal eindringen kann, indem die Muskulatur von Blase und Prostata ihn verschließen. Andererseits sorgt die Muskulatur von Prostata und Blasenhals auch dafür, dass während des Geschlechtsverkehrs das Sperma nicht in die Harnblase gedrückt wird.

Beim Samenerguss schließlich ziehen sich die Muskulatur der inneren Teile der Schwellkörper und die Beckenbodenmuskeln rhythmisch zusammen und befördern das Sperma nach außen.

An der Fähigkeit zum Geschlechtsverkehr selbst ist die Prostata nicht direkt beteiligt. Dennoch ist eine der häufigsten „Nebenwirkungen" einer totalen Entfernung der Prostata die Impotenz. Es ist nämlich kaum möglich, die Prostata zu entfernen, ohne dass wichtige Nervenstränge zerstört werden würden. Von einigen Chirurgen werden zwar neue Operationsmethoden propagiert, die nervenschonend sein sollen. Doch das funktioniert so nicht. Tatsache bleibt jedoch, dass fast jeder Patient, dem die Prostata entfernt wurde, auf Dauer impotent ist. Nur dass heute nicht mehr die brachiale Methode der Prostataentfernung dafür verantwortlich gemacht wird, sondern der Patient „einfach nur Pech" gehabt hat.

Was das Prostatasekret kann

Das Prostatasekret hat eine wichtige Funktion in der Fortpflanzung. Es ist nicht übertrieben zu sagen, dass die Zeugung von Kindern ohne das Prostatasekret undenkbar wäre. Denn das Sekret enthält das Enzym Spermin, das die Samenzellen aus ihrer Hodenstarre holt, sie also erst beweglich macht und zusätzlich ihre Befruchtungsfähigkeit erhöht.

Weitere Bestandteile sind verschiedene andere Enzyme, die die Gebärmutter anregen können. Das Prostatasekret neutralisiert die Harnsäure des Mannes und die Säure der Frau.

Das Prostatasekret selbst ist leicht sauer und macht etwa 20 bis 30 Prozent des Sperma aus. Es ist leicht sauer, dünnflüssig und trübe. Dem Sperma gibt es seinen charakteristischen Geruch. Es ist ein hochwertiges Gemisch und enthält Zink, Phosphatase, Zitronensäure und Cholesterin. Fruchtzucker ernährt die Samenzellen auf ihrem Weg zur Eizelle.

Nicht jede Prostata-Erkrankung ist Krebs

Viele Jahre unseres Lebens funktioniert die Prostata, ohne uns jemals aufzufallen. Wir bemerken sie erst, wenn sie krank wird. Das passiert gar nicht selten. Meist treten die ersten Krankheitszeichen nicht vor dem 50. Lebensjahr auf. Die Prostata ist also eines der geduldigsten Organe des Menschen.

Sie neigt allerdings dazu, in zunehmendem Alter von der ursprünglichen Größe einer Kastanie zu wachsen. Sie dehnt sich bis zum fünf oder sechsfachen dieser Größe aus, so dass sie schließlich eher einem kleinen Apfel entspricht. Dadurch drückt sie immer stärker auf die Harnröhre, die sie umschließt. Der Harnstrahl wird dünner, es dauert länger, bis er in Fluss kommt Schmerzen treten auf. Die Harnblase leert sich langsamer, eventuell bleibt sogar ein Teil des Harns in der Harnblase zurück.

Wenn Sie diese Symptome kennen, gehen Sie auf jeden Fall zum Arzt. Diese Erscheinungen können viele Ursachen haben, und müssen mit der Prostata selbst – oder gar mit Prostatakrebs – gar nichts zu tun haben. Vom Harnleiterentzündung bis zu Harnblasensteinen ist alles möglich.

Sogar wenn die Prostata selbst Auslöser für die Beschwerden beim Wasserlassen ist, muss es noch lange nicht Prostatakrebs sein: Bei etwa jedem zweiten Mann ab 50 beginnt die Prostata sich zu verändern, oft ohne jemals Prostatakrebs zu bilden.

Wie fast jedes andere Organ auch kennt die Prostata viele Erkrankungen. Sie kann sich entzünden, sie kann beginnen, gutartig zu wachsen. In allen diesen Fällen vergrößert sich die Prostata. Bei einer Entzündung schwillt sie, wie jedes andere entzündete Gewebe an – denken Sie etwa an eine Mandelentzündung – und kann Schmerzen verursachen.

Ein gutartiges Wachstum der Prostata unterscheidet sich vom Prostatakrebs dadurch, dass die Zellen sich wesentlich langsamer teilen und keine Tochtergeschwülste bilden. Diese, auch Metastasen genannt, entstehen durch einzelne Krebszellen, die den ursprünglichen Tumor verlassen und durch die Blut- oder die Lymphgefäße weiter transportiert werden. Sie können dann entweder in den Lymphknoten oder in anderen Organen neue Tumore bilden. Bei der gutartigen Prostatavergrößerung – medizinisch heißt sie benigne Prostatahyperplasie, kurz BPH, – passiert das nicht. Den Unterschied kann nur der Arzt bei einer Untersuchung erkennen.

Was kann die Schulmedizin? (Und was kann sie nicht?)

Die üblichen Untersuchungen und Behandlungen

In diesem Kapitel wollen wir Ihnen erklären, auf welche Arten Sie beim Facharzt oder in der Klinik untersucht und behandelt werden, wenn Verdacht auf Prostatakrebs besteht. Manche dieser Methoden sind bewährt, viele sind unnötig, die meisten sind unbewiesen und einige sind schlichtweg gefährlich.

Ich weiß aus den Aussagen hunderter Patienten, dass ihnen kaum jemals die oft unangenehmen oder schmerzhaften Prozeduren erklärt wurden. Oft erzählt man dem Patienten auch Dinge, die einfach falsch sind; aus welchem Grund, möchte ich dahingestellt lassen.

Die digitale Rektale Untersuchung oder DRU

Die Prostata liegt am Mastdarm an; sie kann daher durch den Enddarm mit den Fingern gut ertastet werden. Die Untersuchung ist schmerzlos, wenn auch unangenehm. Sie dauert wenige Minuten und erlaubt es dem Arzt festzustellen, ob die Prostata gesund oder hart bzw. vergrößert ist. Sollte er Veränderungen ertasten, so sind weitere Untersuchungen nötig. Die Tastuntersuchung allein kann noch keinen Aufschluss darüber geben, ob eine vergrößerte Prostata einen bösartigen Tumor trägt oder nicht.

Der PSA-Wert

PSA ist eine Abkürzung für Prostata Spezifisches Antigen; dieses ist ein von der Prostata gebildeter Eiweißkörper. Bei einer Prostataerkrankung kann seine Konzentration im Blut erhöht sein. Für die Untersuchung nimmt der Arzt eine Blutprobe des Patienten und lässt sie im Labor auswerten. Ist der PSA-Wert erhöht, so kann dies ein Hinweis auf ein Prostatakarzinom sein.

Klassisch werden folgende PSA-Werte zur Bestimmung eines Prostatakarzinoms angenommen:
PSA-Normalwert: 0 bis 4 ng/ml
Graubereich: mehr als 4 bis 10 ng/ml
Karzinomverdächtig: mehr als 10 ng/ml

Meine Erfahrungen zeigen aber, dass ein erhöhter PSA-Wert vollkommen unabhängig von einer Prostata-Erkrankung auftreten kann. Auch ergibt ein und dieselbe Probe in verschiedenen Labors meist unterschiedliche Werte.

Warum der PSA-Wert allein nicht genügt

Die Aussagekraft des PSA-Wertes kann trügerisch sein; so wurde etwa bei 20 Prozent der Patienten trotz eines PSA im Normalbereich ein Prostatakarzinom nachgewiesen. Dafür konnte bei einem Drittel der Patienten trotz erhöhten PSA-Werten bei der Biopsie (dazu später) kein Prostatakarzinom festgestellt werden.

Dafür gibt es verschiedene Gründe: Einerseits produziert eine größere Prostata auch mehr PSA. Das gilt auch für eine Prostata, die gutartig vergrößert ist. Daher geht man heute oft dazu über, den PSA-Wert abhängig vom Volumen der Prostata zu messen. Das führt zu genaueren Ergebnissen.

Zum zweiten produziert die Prostata ihr Antigen nicht gleichmäßig: bei körperlicher Betätigung, Geschlechtsverkehr und Berührungsreizen kurbelt sie die PSA-Produktion richtig an. Bei der Tastuntersuchung und bei der Ultraschalluntersuchung bekommt die Prostata einen Berührungsreiz nach dem anderen. Daher kann der PSA-Wert gar nicht anders als sehr hoch sein. Trotzdem gibt es immer noch Ärzte, die erst nach dem Tastbefund Blut abnehmen. Für den Patienten kann das weitere unangenehme oder schmerzhafte Untersuchungen zur Folge haben, die bei korrekter Messung nicht notwendig geworden wären.

Auch bei einer Prostataentzündung ist der PSA-Wert erhöht. Daher muss die Entzündung zuerst behandelt und geheilt sein, bevor der PSA-Wert wieder aussagekräftig sein kann.

Und zum dritten ist der PSA-Normalbereich auch vom Alter des Patienten abhängig.

Dennoch ist die PSA-Wert-Bestimmung meiner Ansicht nach eine der aussagekräftigsten Untersuchungsmethoden, wenn es darum geht, ein Prostatakarzinom zu bestimmen. Krebszellen produzieren nämlich wesentlich mehr PSA als normale Prostatazellen.

Tumorzellen stellen dabei vor allem das so genannte „gebundene" PSA her, welches im Blut neben dem „freien" PSA vorkommt. So kann das Verhältnis von freiem zu gebundenem PSA ebenfalls zur Diagnose-Erstellung verwendet werden. Je mehr gebundenes im Verhältnis zum freien PSA im Blut vorkommt, desto größer ist die Wahrscheinlichkeit, dass erhöhte PSA-Werte tatsächlich vom Prostatakarzinom ausgelöst wurden. Männer mit Prostatakrebs haben meist Werte von 0,15 oder kleiner (das entspricht etwa einem Anteil freies PAS zu 6,67 Anteilen gebundenem PSA).

PSA-Messungen über einen längeren Zeitraum

Am aussagekräftigsten ist der PSA-Wert dann, wenn er über einen längeren Zeitraum beobachtet wird. Bei niedrigeren Werten (etwa vier bis sechs ng/ml) wird alle zwei oder drei Monate einmal gemessen, bei höheren Werten monatlich. Je schneller der PSA-Wert ansteigt, desto wahrscheinlicher ist ein Prostatakarzinom.

Schwankt der PSA-Wert jedoch deutlich, liegen dem wahrscheinlich andere Ursachen als Krebs zu Grunde.

Die Prostata im Ultraschall

Auch die Ultraschall-Untersuchung ist eine wesentliche Hilfe bei der Beurteilung einer vergrößerten Prostata. In das After des Patienten wird dabei eine Ultraschallsonde eingeführt. Der Arzt kann die Prostata am Bildschirm sichtbar machen, dabei wird ein Tumor meist erkennbar.

Auch das Volumen der Prostata kann auf diese Weise bestimmt werden. Dies ist eine Voraussetzung für die Errechnung des volumensabhängigen PSA-Wertes. Die beiden Untersuchungen gehen Hand in Hand. Die Ultraschalluntersuchung ist wie die Tastuntersuchung schmerzfrei. Sie ist für den Patienten unschädlich.

Biopsie – Gewebeproben-Entnahme

Bei der Biopsie stanzt der Arzt mit einer Nadel mehrere Gewebeproben aus der Prostata. Das geschieht erst, wenn die Tastuntersuchung und/oder die PSA-Wert-Bestimmung auf einen Tumor schließen lassen. Dieser Methode stehe ich sehr kritisch gegenüber. Sie haben ja bereits gelesen, dass bei der Biopsie Krebszellen in den Blut- oder Lymphkreislauf gelangen können. So kann ein an sich harmloser Tumor metastasieren – wegen einer Untersuchung, die eigentlich helfen sollte, die Krankheit zu heilen!

Aber auch die Biopsie selbst kann für den Patienten bereits zu Problemen führen. Sie kann zwar ohne Betäubung vorgenommen werden, ist aber dann schmerzhaft. Wenn sich in den entnommenen Gewebeproben Krebszellen befinden, so werden diese eindeutig erkannt. Sticht der Arzt aber nur einen Bruchteil eines Millimeters neben dem Krebsgeschwür ein, so wird die Probe nur gesunde Zellen enthalten. Die Diagnose lautet dann „gesund“, obwohl gleich nebenan der Tumor sitzt. Durch das Stanzen entstehen kleine Narben, die einen Tumor zu schnellerem Wachstum anregen können. Schließlich können umliegende Gewebe verletzt werden, es kann zu Blutungen und Infektionen kommen.

Und das alles für ein Ergebnis, dem man nicht einmal ablesen kann, ob der Krebs metastasiert ist oder nicht. Dabei gibt es noch eine andere, sehr verlässliche Untersuchungsmethode:

Die Magnetresonanztomographie (MRT)

Diese Methode zeigt genau, wo der Tumor sitzt und ob er die Kapsel bereits verlassen hat. Es ist ein bildgebenden Verfahren, das bedeutet, dass das Innere des Körpers am Monitor dargestellt wird. Es nimmt Wunder, dass diese Untersuchungsmethode so selten zum Einsatz kommt.

Mit der MRT kann man sich nicht nur die Prostata ansehen, sondern auch die Lymphknoten. Auf diese Weise erkennt der Arzt frühzeitig, ob die Lymphknoten befallen sind oder nicht. Trotz der ausgezeichneten Möglichkeiten dieser Methode wird sie immer noch sehr selten angewendet.

Der Sinn einer MRT lässt sich wie folgt zusammenfassen:

1. Sie gibt Auskunft über die Ausdehnung eines möglichen Karzinoms. Wenn sich z. B. in einem MRT zeigt, dass Lymphknoten, Samenblasen und natürlich dann auch eine Kapselüberschreitung deutlich werden, so sollte dies möglichst nicht zur Entscheidung für eine Operation führen. Die präoperative Durchführung einer MRT kann so dazu führen sinnlose Operationen zu vermeiden.

2. Wenn die MRT unauffällig ist, zu einem unauffälligen Tastbefund, unauffälligem Ultraschall und relativ niedrigem PSA-Wert, so lassen diese Befunde eher mit Maßnahmen abwarten – bei regelmäßigen Kontrollen – als sofort zu reagieren.

3. Zeigt sich ein Herd in der MRT, welcher sich nicht durch Palpation oder Ultraschall detektieren lässt, so kann dies eine gezieltere Punktion, wenn sie unumgänglich ist, erleichtern.

Diagnose: Prostatakrebs – wie geht es jetzt weiter?

In den meisten Fällen kommt der Patient unters Messer. Das ist immer noch die Standardtherapie und wird leider oft auch dort eingesetzt, wo sie gar nicht helfen kann.

Sinnvoll kann die Entfernung der gesamten Prostata (radikale Prostatektomie) nur dann sein, wenn der Tumor klein ist, gut abgegrenzt und noch keine Metastasen gebildet hat. Unter diesen Umständen kann die Operation den Krebs tatsächlich vollständig heilen. Das ist bei etwa 15 bis 20 Prozent der Patienten der Fall.

Dient die MRT Untersuchung mehr der Erstdiagnostik eines Prostatakarzinoms, so kann das Positronenemissionsverfahren (PET) mit verschiedenen Markern mehr das Metastasengeschehen aufdecken. Neuere MRT Technologien wie die 3-Tesla Geräte können heute noch genauere Aufschlüsse über den Krebsstatus geben.

Die Patienten werden vor einer Operation nur selten über den vollen Umfang der Nebenwirkungen aufgeklärt. Bis zu zwei Drittel der Männer haben nach der Operation Probleme mit Inkontinenz, das heißt, sie können den harn nicht halten. Bei vielen von ihnen bleibt das Problem länger bestehen und sie sind langfristig auf Hilfsmittel wie Windeln oder Penisklammern angewiesen, um ein halbwegs menschenwürdiges leben zu führen.

Uns liegen aus den USA Daten vor, dass bis zu 18 Prozent der Patienten nach der Operation an Stuhlinkontinenz leiden! Dieses Problem wird vermutlich von den Ärzten unterschätzt, weil die Patienten sich genieren, ihren Arzt darauf anzusprechen.

Dieser Verdacht wird bestärkt durch die leichtfertige Aussage eines Chirurgen aus Salzburg bei einem Kongress in der jüngeren Vergangenheit. Er meinte bei seinem Vortrag zuerst, die Technik des Dammschnitts sei für den Patienten eigentlich eine recht angenehme Operationsmethode; das kann schon sein, weil während der Operation weiß er ja noch nicht, dass der Dammschnitt die weitaus höchste Rate an inkontinenten Patienten hinterlässt. In der Folge meinte der Kollege dann, die Quote an inkontinenten Patienten könne gar nicht so hoch sein und in den meisten Fällen verschwinde die Inkontinenz von selber nach einiger Zeit. Als Beweis für diese Behauptung gab er an, dass die Patienten nur solange im Krankenhaus anriefen, solange sie Probleme mit ihrer Inkontinenz hätten; wenn sie nicht mehr anriefen, wären sie dann auch nicht mehr inkontinent!

Ein ganz großes Problem bei der Operation von Prostatakrebs ist natürlich die Impotenz. Ein sehr hoher Prozentsatz der Patienten ist nach der Operation dauerhaft impotent; dieses Schicksal ist besonders grausam, wenn man sich bewusst macht, dass viele Prostataresektionen völlig sinnlos durchgeführt werden.

In den letzten Jahren beruhigt man die Patienten mit der Information, dass es heutzutage sogenannte „nervenschonende" Techniken der Operation gebe, bei denen die Nerven, die für die sexuelle Funktion zuständig sind, herauspräpariert, wegklappt und zum Schluss wieder an ihrem Platz fixiert. Das ist grundsätzlich eine gute und menschenfreundliche Idee, die nur einen einzigen Fehler hat: Sie funktioniert fast nie. Der Haken dabei ist erstens, dass es extrem schwer ist, festzustellen, welche Nerven genau erhalten werden müssen; erschwerend kommt hinzu, dass der Tumor beim Versuch, die Kapsel der Prostata zu durchbrechen, sich den Weg des geringsten Widerstandes sucht und entlang der Nervenbahnen wächst. Dies ist natürlich unpraktisch, wenn man den Tumor schneiden muss, der unmittelbar am Nerv anliegt.

Eine Alternative zur offenen Operation ist die Operation mit dem da Vinci-System, eine minimalinvasive Methode. Es bleibt abzuwarten, welche Methode effektiver arbeitet.

Eine weitere Alternative zur Operation ist die Bestrahlung. Sie kann von außen oder direkt an der Prostata selbst erfolgen. Erfolgt sie im Körper selbst, so spricht man von Brachytherapie oder „Seed“-Implantation. Bei der externen Bestrahlung wird der radioaktive Strahl in Kreisbewegungen geführt, in deren Zentrum der Tumor liegt. So bekommt der Tumor die gefährliche Strahlung in hoher Dosis zu spüren, während die umliegenden Gewebe weniger betroffen sind.

Bei der Brachytherapie – „Brachy“ bedeutet „nah“ – wird eine etwa Reiskorngroße radioaktive Strahlungsquelle (das „Seed“) nah an den Tumor heran gebracht und entfaltet seine Wirkung direkt am Krebsgeschwür selbst.

Wie die Operation kann auch die Bestrahlung den Prostatakrebs nur im Anfangsstadium vollständig heilen, wobei besonders die von außen durchgeführte Bestrahlung oftmals zu Wiederaufkeimen der Krankheit führt: 80 Prozent der Patienten erkranken innerhalb von nur fünf Jahren ein weiteres Mal. Anders sieht es bei der Brachytherapie und bei Kombinationen aus beiden Therapieformen aus. Nach neuesten Studien übertreffen die Heilerfolge jene der operativen Entfernung der Prostata; das ist aber ein nur geringer Fortschritt, wissen wir doch aus großen Studien, dass „Abwarten“ etwa gleich gute Erfolge bringt wie Operieren.

Der Vorteil: Die Spätfolgen sind im Vergleich zur Totaloperation wesentlich schwächer. Nur etwa fünf Prozent der Patienten bleiben inkontinent, rund 15 Prozent der unter 70-Jährigen bleiben nach der Behandlung impotent.

Neben den Therapieformen, die eine vollständige Heilung des Prostatakrebses zum Ziel haben, kennt die konventionelle Medizin auch Methoden, ein unheilbares Karzinom für den Patienten erträglicher zu machen. Sie kommen dann zum Einsatz, wenn der

Krebs zu weit fortgeschritten ist oder bereits Metastasen gebildet hat.

Obwohl kaum zielführend, ist die operative Entfernung der Prostata auch in diesen Fällen viel zu oft das Mittel der Wahl. Sie kennen bereits die Folgen, die dieser Eingriff haben kann. Machen Sie sich daher bitte selbst ein Bild, wie sinnvoll dieser gefährliche Eingriff ist, wenn er die Krankheit nicht mehr sinnvoll bekämpfen kann. Aus meiner eigenen Erfahrung kann ich sagen, dass oftmals Patienten zu mir kommen, die sagen: „Herr Doktor, das ganze Elend hat damit erst begonnen, dass ich operiert wurde“. Im Gegensatz dazu höre ich fast nie: „Ich wurde vor fünf Jahren an der Prostata operiert und es geht mir fabelhaft.“ Das ist die absolute Ausnahme!

Hormon-Behandlung

Was genau die männlichen Geschlechtshormone (Androgene) bei der Prostatakrebs-Entstehung bewirken, ist noch nicht geklärt; sie sind aber eindeutig beteiligt. So erkranken Eunuchen, deren Hoden entfernt wurden, fast nie an Prostatakrebs. Auch wurden an den Tumoren selbst Andockstellen für die Hormone gefunden.

Werden nun die Hormone blockiert, so bessern sich bei etwa 80 Prozent der Patienten die Symptome. Die PSA-Werte sinken und häufig nimmt sogar die Tumormasse ab. Leider meist nicht lange, es entstehen mehr und mehr hormonunabhängige Krebszellen, die dann trotzdem munter weiter wachsen. Um das zu vermeiden, kann man diese Methode auch immer wieder und dann nur für kurze Zeit einsetzen. Auf diese Weise bekommen die hormonunabhängigen Krebszellen nicht die Oberhand. Leider ergreifen die meisten Ärzte diese Möglichkeit nicht.

Um die Hormone zu blockieren, gibt es zwei Möglichkeiten: Einerseits medikamentös, andererseits durch Entfernen der Hoden. Der chirurgische Eingriff kann ambulant durchgeführt werden, hat eine geringe Komplikationsrate und wirkt üblicherweise nachhaltiger als die Medikamentengabe. Trotzdem entscheiden sich mehr als drei Viertel der Patienten dagegen. Verständlich! Vor allem, wo wir jetzt wissen, dass nicht alle Krebszellen auf das Fehlen von männlichen Geschlechtshormonen reagieren.

Dazu kommt, dass nicht die Hoden allein für die Produktion von dieser Hormone verantwortlich sind, dabei mischt auch die Nebenniere mit. Eine körperliche Kastration kann also die Produktion männlicher Hormone nicht vollständig unterdrücken.

Nebenwirkungen sowohl bei medikamentöser als auch bei chirurgischer Behandlung sind: Verlust der Libido sowie Impotenz und die Verringerung der typischen männlichen Körperbehaarung. In vielen Fällen verändern sich die Gesichtszüge und nehmen ein weibliches Aussehen an.

„Watchful Waiting“ und „Active Surveillance“

Beides bedeutet in meinen Augen eine Gefahr für Patienten. Was heißt das Abwarten und Kontrollieren; das ist gut, wenn der PSA fallen sollte. Aber bei positiver Biopsie auch nicht. Alles muss ja heute in Englisch ausgedrückt werden. Um sich wichtig zu machen? Um Menschen im Unklaren zu lassen oder sie gar zu verwirren?

Übersetzt heißen diese Sätze: „aufmerksames Warten“ und „aktive Überwachung“. Beides wird oft gerade in Selbsthilfegruppen bedeutsam zitiert, bedeutet aber nichts als Unsinn, wenn man komplementäre Therapieverfahren kennt. Es bedeutet auch „Abwarten, bis meine Krankheit schlechter wird“.

Abwarten und kontrollieren. Was heißt kontrollieren? Im Wesentlichen nur PSA-Kontrolle. Also: PSA von 8 heißt Däumchen drehen und warten, bis der Wert sich vielleicht verdoppelt; und was dann machen?

Warum empfiehlt man Patienten nicht sofort bei erhöhtem PSA-Wert und dem Ergebnis der MRT eine häufigere transurethrale (durch die Harnröhre) Prostatawärmetherapie (TPW) und geht damit aktiv frühzeitig gegen seine Erkrankung vor? Lieber spät operieren oder bestrahlen? Das sind doch tolle ärztliche Optionen!

Meine eigenen vielfältigen Erfahrungen mit der TPW zeigen, dass sich damit sehr wohl und oft Prostatakarzinome und/oder Metastasen in Form von Lymphknotenvergrößerungen zurückbilden oder stark zurückbilden können. So wird wertvolle Zeit nicht vertan, sondern gewonnen. Dazu muss man aber wissen, dass die TPW wie eine Operation, nur ohne Messer, ist. Wichtige, dazu notwendige immunstärkende Maßnahmen sind in meinen Büchern „Rebell gegen den Krebs“ und „Hoffnung gegen den Krebs“ nachzulesen.

Unheil in der Ampulle: die Chemotherapie

Wer mich kennt, weiß, dass ich gerne prägnant und hart formuliere und die Dinge beim Namen nenne. Die Überschrift dieses Unterkapitels ist auch für meine Verhältnisse ungewohnt hart formuliert. Dies hat einen guten Grund: Von allem Ungemach, das Patienten mit Prostatakrebs widerfährt, ist wahrscheinlich die Chemotherapie das gleichzeitig unangenehmste und sinnloseste.

Wenn Sie als Betroffener die Zeitungen mit offenen Augen lesen, werden Ihnen ab und zu Meldungen über neue Krebstherapien ins Auge stechen. Dort ist jedes Mal die Rede davon, dass aufgrund einer neuen Entdeckung oder Entwicklung der Durchbruch in der Krebstherapie unmittelbar bevorsteht; dabei geht es nie um Operationstechniken oder Bestrahlung, sondern immer um irgendeine Abart der Chemotherapie. Diese hat nämlich die größte wirtschaftliche Bedeutung!

Wenn man einige Jahre lang diese Jubelmeldungen verfolgt, kommt man zu der Erkenntnis, dass der Durchbruch in der Krebstherapie vielleicht doch noch nicht erfolgt ist. Die logische Folge dieser Erkenntnis ist, dass die Chemotherapie nicht die hohen Erwartungen erfüllt, die die Zeitungen (und die Pharmafirmen) in sie setzt.

In der Behandlung von Prostatakrebs ist die Chemotherapie leider mehr als nur hochgejubelte Geschäftemacherei. Sie ist völlig nutzlos, ein verzweifelter und ratloser Schritt, der dem Patienten nur Qualen einbringt. Von allen Fehlern, die in der Diagnose und Behandlung des Prostatakrebs begangen werden, ist die Chemotherapie der schwerwiegendste und unsinnigste.

Sie wird meistens eingesetzt, wenn der Krebs schon weit fortgeschritten ist oder wenn ein fortgeschrittener Krebs nicht auf die Hormonblockade reagiert.

Bei nur 48 Prozent der Patienten kommt es durch die Chemotherapie zu einem Stillstand der Krankheit über sechs Monate. Zu einem Stillstand wohlgemerkt, nicht etwa zu einer Verbesserung oder gar Heilung! Der Grund dafür ist, dass die Chemotherapie auch in der Theorie nur dann wirken könnte, wenn sie Krebszellen angreift, die sich schnell teilen. Prostatakrebs-Zellen teilen sich jedoch vergleichsweise langsam. Daher sind die furchtbaren Nebenwirkungen einer Chemotherapie bei dieser Krebsform nicht zu rechtfertigen.

Wenn die Chemotherapie in der Krebstherapie irgendeine Berechtigung hat, dann ganz sicher nicht beim Prostatakrebs!

Wenn die Behandlung abgeschlossen ist

Nach der operativen Entfernung der Prostata oder der Strahlentherapie sollten regelmäßige Nachuntersuchungen erfolgen. Damit können die Ärzte sichern, dass Metastasen oder ein Weiterwachsen des vorhandenen Tumors schnell erkannt werden. Dafür am besten geeignet ist wiederum die Magnetresonanztomographie. Aber – Sie ahnen es sicher bereits – sie wird kaum jemals eingesetzt. Wenn Patienten, die bereits an der Prostata operiert wurden, zu mir kommen, dann frage ich: „Herr Soundso, wann war denn Ihr letztes MRT nachdem die Prostata rausgenommen worden ist?“ Die übliche Antwort ist: „Ich weiß es nicht mehr“, oder „vor zwei oder drei Jahren“.

Warum das so ist, wird deutlich, wenn man die Liste der üblichen Nachuntersuchungen ansieht. MRT kommt da in der konventionellen Medizin gar nicht erst vor:

Da wird der Patient nach einer Prostataentfernung zwei Jahre lang alle drei Monate einmal untersucht: Die Prostata wird abgetastet und der PSA-Wert bestimmt. Der PSA-Wert sollte jetzt unter der Nachweisgrenze bleiben, da sich keine Prostatazellen mehr im Körper befinden sollten. Eventuell wird ein Ultraschall gemacht. Nach zwei Jahren wird der Intervall auf ein halbes, später auf ein Jahr erhöht. Eventuell wird jährlich eine Skelettszintigraphie durchgeführt. Dabei werden Veränderungen der Knochen festgestellt.

Nach der Hormontherapie werden Tast-, PSA-Wert- und Ultraschalluntersuchungen alle drei bis sechs Monate durchgeführt. Jährlich einmal wird der Bauchraum mit Ultraschall untersucht. Wenn der PSA-Wert sehr hoch ist oder ein begründeter Verdacht besteht, erfolgt einmal jährlich eine Skelettszintigraphie.

Alle Untersuchungen müssen stets auf das Alter und die Lebenserwartung des Patienten abgestimmt sein.

Wenn der Krebs zurück kommt

Nach einer Prostataoperation kann in 35 bis 65 Prozent der Fälle der Krebs wieder auftreten. Entweder an anderer Stelle in Form von Metastasen oder im Operationsbereich wenn wenige Krebszellen im Körper verblieben sind.

Jetzt stellen Sie sich das vor: Sie haben eine gefährliche Operation hinter sich, sind vielleicht dauerhaft inkontinent, wahrscheinlich dauerhaft impotent – und trotzdem kommt der Krebs zurück! Mit diesen 35 bis 65 Prozent sind übrigens nur die Fälle gemeint, in denen nicht gleich während der Operation Metastasen gefunden worden sind. Sie hatten also tatsächlich die Hoffnung, dass Ihr Krebs geheilt ist. Und jetzt das! Dabei sagt Ihr Arzt Ihnen meist nicht, dass Sie etwa einer von rund zwei Patienten sind, denen so etwas passiert. Meistens erklären die Ärzte, dass Sie einfach Pech gehabt haben. Dabei ist so offensichtlich, dass die Methode selbst einfach viel zu häufig zum Einsatz kommt.

Wenn bei einem Patienten der Krebs zurück kommt, so wird zuerst festgestellt, wo er sitzt. Wo der Krebs sich befindet, lässt sich aus dem Anstieg des PSA-Wertes ablesen. Geht er rasch nach der Behandlung in die Höhe, so kann der Arzt auf Mikrometastasen schließen, die bereits in anderen Körperregionen zu wachsen beginnen.

Wenn der PSA-Wert jedoch langsam und lange Zeit nach der Behandlung ansteigt, spricht das für eine Neubildung des Tumors im Behandlungsbereich.

Als Behandlung wird in den meisten Fällen bestrahlt oder eine Hormonbehandlung durchgenommen. Oder auch eine Chemotherapie, die meiner Meinung nach mit dem Prostatakarzinom gar nichts zu tun haben sollte.

Dreifach gemoppelt
Die Dreifach-Hormonblockade

Die „Dreifach-Hormonblockade" nach Leibowitz ist eine Methode, die öfters von Patienten nachgefragt wird. Viele haben schon davon gehört, niemand weiß offenbar genaues darüber.

Es handelt sich dabei um eine Vorgehensweise, bei der ähnlich der Androgenblockade durch Unterdrückung der männlichen Hormone das Wachstum des Prostatakrebs gestoppt werden soll. Sie wurde von dem amerikanischen Arzt Dr. Robert Leibowitz entwickelt, welcher in den USA eine rege Vortragstätigkeit betreibt.

Im Prinzip besteht die Behandlung aus Lupron bzw. Zoladex (einem LHRH-Analogon), kombiniert mir einer hohen Dosis Flutamid oder Casodex (das sind Antiandrogene) und Proscar (Finansterid, wird auch gegen Haarausfall eingesetzt).

Diese Behandlung wird normalerweise über 13 Monate fortgesetzt. Diese Dauer hat sich laut Dr. Leibowitz als optimal bewährt. Die Kosten betragen für diese 13 Monate etwas über 10.000 Euro, dazu kommen die Kosten für die spätere Erhaltungstherapie.

Dr. Leibowitz ist offenbar ein Arzt, der von seiner eigenen Arbeit sehr angetan ist und damit nicht hinter dem Berg hält. Er hat einmal öffentlich behauptet, wenn die übliche Behandlung bei Prostatakrebs (Operation und Bestrahlung) von der Schulmedizin als „Goldstandard" bezeichnet würde, dann wäre sein Verfahren als „Platin- oder Diamantenstandard" zu bezeichnen! Er wirft auch gerne mit Ausdrücken aus dem Film- und Showbusiness um sich.

In Deutschland wird die Dreifach-Hormonblockade oder „DHB" kaum angewendet; dafür gibt es ein paar sehr gute Gründe, die Ihnen aber kaum jemand erzählen wird.

Die DHB ist eine exotische Methode

DHB gilt als experimentelle Methode. Außer den Aufzeichnung aus der Praxis von Dr. Leibowitz existieren keine klinischen Daten und Statistiken; es gibt kaum Anhaltspunkte, wie viele Patienten damit behandelt worden sind und bei wie vielen die Behandlung erfolgreich war. Dr. Leibowitz selber hat vor etwa vier Jahren gesagt, dass er bisher 127 Patienten behandelt hat und davon 85 über einen Zeitraum von mindestens zwei Jahren nach der Behandlung beobachtet hat. Durch diese geringe Zahl an behandelten Patienten gibt es natürlich auch keine repräsentativen wissenschaftlichen Erfahrungswerte über den Erfolg.

Dr. Leibowitz selber hat in einem Vortrag einmal behauptet, dass er den Eindruck hat, die Technik der DHB wirke besser, wenn er selber sie anwende und nicht ein anderer Arzt. Üblicherweise ist höchste Vorsicht geboten bei Behandlungsmethoden, die an eine Person gebunden sind!

DHB ist eigentlich Chemotherapie

Dass Chemotherapie bei Prostatakrebs nicht nur wirkungslos ist, sondern eine furchtbare Belastung für die Patienten, ist in diesem Buch an andere Stelle beschrieben. Wenn man sich näher mit der DHB beschäftigt, kann man feststellen, dass dabei in der Praxis ausgiebigst mit Chemotherapie jongliert wird. Dr. Leibowitz selbst ist offenbar ein großer Anhänger der Chemotherapie und beschreibt ausführlich den Einsatz von Taxotere, Emcyt, Decadron und anderen einschlägigen Wirkstoffen im Zusammenhang mit der DHB. Das könnte auch erklären, warum die Behandlung nur bei seinen eigenen Patienten richtig wirkt; die Ärzte, die das in Deutschland versuchen, verlassen sich offenbar auf die reine DHB ohne chemotherapeutische Zusätze.

Dieses komplexe Verfahren ist für die Patienten sicher nicht die reine Freude. Der Verdacht drängt sich auf, dass hier High-Tech Medizin betrieben wird nach dem Motto „Operation gelungen – Patient tot." Hier zur Untermauerung ein Zitat aus einem Bericht von Dr. Leibowitz persönlich, mit einer interessanten Fußnote:

„Er kam '98 mit einem PSA 60, Gleason-Score 7, aber er hatte einen Monat lang nur Lupron bekommen, dann zwei Monate Lupron und eine Casodex. Sein PSA wurde unmessbar, aber dann stieg es wieder auf 31, er macht jetzt Chemotherapie und dreifache Blockade, sein letztes PSA war wohl 0,3 und ist weiter fallend." (Anm. d. Übers.: Dieser Patient ist inzwischen verstorben)(!)

DHB ist in Deutschland nicht wissenschaftlich unterstützt

Die Dreifach-Hormonblockade wird in Deutschland nicht von Ärzten oder Kliniken propagiert. Die meiste Propaganda dafür wird von Funktionären von Selbsthilfegruppen betrieben; diese Menschen sind keine Mediziner und damit nicht qualifiziert, ein Urteil über den Sinn oder Unsinn einer Krebsbehandlung abzugeben.

Ein Beispiel dafür: Ein bekannter Proponent einer Prostatakrebs-Selbsthilfegruppe zieht in Deutschland durch die Lande und bewirbt die Dreifach-Hormonblockade. Dabei verkündet er: „Laut Dr. Leibowitz macht es keinen Sinn, die DHB nach PSA-Wert zu therapieren". Dies ist schlicht falsch, Dr. Leibowitz macht genaue Angaben, bei welchen PSA-Werten seine Therapie einzusetzen bzw. fortzusetzen ist.

Die erfahrenen Mediziner in Deutschland stehen der DHB äußerst kritisch gegenüber. Dr. Oliver Hakenberg von der urologischen Universitätsklinik in Dresden hat einem Fragesteller bei einem Vortrag einmal erklärt: „Jedwede hormonelle Therapie, ob einfach, zweifach oder dreifach, ist keine Heilung des Tumors, sondern nur eine befristete Blockade des weiteren Wachstums. Wenn Sie das so wollen, ist das Ihre Entscheidung, aber vom Konzept her werden Sie mit hormoneller Therapie keine Heilung erreichen können."

DHB ist dogmatisch und für Patienten gefährlich

Die „reine Lehre", die von Dr. Leibowitz über die Dreifach-Hormonblockade verbreitet wird, ist aus ärztlicher Sicht höchst bedenklich: Zum ersten propagiert er, außer seiner Methode der DHB keine weiteren Behandlungsformen einzusetzen: „Lassen Sie lokale Therapien! Meiner Ansicht nach sollten keine Operation und Bestrahlung und Kryotherapie gemacht werden". Selbst ich als harter Kritiker der herrschenden Vorgehensweisen in der Krebsbehandlung bin ganz klar der Meinung, dass in manchen Fällen operiert und/oder bestrahlt werden MUSS. Alle anderen Behandlungen außer der eigenen kategorisch abzulehnen, ist medizinisch nicht seriös, um es höflich auszudrücken.

Zum zweiten empfiehlt er, die Hormonblockade sofort, als erstes Mittel und möglichst schnell einzusetzen: „Und ich predige immer, wenn du Prostatakrebs bekämpfen willst, setze sofort deine beste Waffe ein! Gib dem Krebs keine Zeit zum Mutieren, resistenter zu werden!" Mit „Resistenz" meint der Kollege hier wohl das leider viel zu wenig bekannte Phänomen der „Hormontaubheit", das heißt, dass nach einer gewissen Zeit der Körper auf die Hormonblockade nicht mehr reagiert. Die richtige Vorgehensweise ist meiner Meinung nach, die männlichen Hormone erst als letzte Maßnahme zu unterdrücken und diese Blockade intermittierend, das heißt mit Pausen, anzuwenden, damit sich kein Gewöhnungseffekt einstellt.

DHB hat viele und unangenehme Nebenwirkungen

Selbst die eifrigsten Verfechter der Dreifach-Hormonblockade geben zu, dass die auch diese Methode viele und unangenehme Nebenwirkungen hat: Hitzewallungen, Libidoverlust, Müdigkeit, Austrocknen des Ejakulats, Anämie, Stimmungsschwankungen, Brustvergrößerung und Durchfall. Außerdem wandelt der männliche Körper bei Hormonentzug Muskeln in Fett um, der Körper wird schwabbelig (Bodybuilder versuchen manchmal das Gegenteil zu erreichen, indem sie illegal Hormone einnehmen).

Ein großes Problem ist auch das rapide Abnehmen der Knochendichte, also männliche Osteoporose. Etwa fünf Prozent der Männer, die LF-RH Agonisten einnehmen, erleiden deswegen Knochenbrüche.

Sie sehen, dass nicht jede neuartige und interessant klingende Methode in der Krebstherapie auch en Freund des Patienten sein muss. Die hochgelobte Dreifach-Hormonblockade ist mit höchster Vorsicht zu genießen!

Die Biologische Intensiv-Therapie nach Maar bei Prostatakrebs
Wie und warum sie funktioniert

Ich bin, so weit ich weiß, weltweit der einzige Urologe, der biologisch arbeitet und Prostatakrebs mit biologischen Mitteln therapiert. Das ist einerseits natürlich ein Grund, stolz zu sein; besonders, weil ich im Lauf der Jahre vielen Patienten helfen durfte, die anderswo aufgegeben worden waren. Aber auch die Tatsache, dass ich vielen Männern ein unwürdiges und quälendes Schicksal ersparen konnte, das ihnen eine konventionelle Behandlung beschert hätte, erfüllt mich mit Freude.

Der Begriff „Biologische Krebsintensivtherapie nach Maar" wurde am 10. Januar 2006 unter der Nr. 30570934 durch das Deutsche Patent- und Markenamt als geschützte Wortmarke eingetragen.

Wie ist es eigentlich dazu gekommen? Das war sicher eine Kombination von glücklichen Zufällen, Bestimmung und langjähriger harter Arbeit; wobei ich der Meinung bin, es gibt gar keine Zufälle, alles ist Bestimmung, egal wie man persönlich zu religiösen Ideen steht.

Schon bald, nachdem ich vor etwa 25 Jahren angefangen hatte, die Biologische Intensiv-Therapie zu entwickeln, drängte sich die Idee auf, sie bei Prostatakrebs anzuwenden. Das hatte mehrere Gründe: Zum einen bin ich ja Urologe und daher dem Thema besonders nahe. Der erste Patient, den ich damals mit einer Abwandlung dieser Methode bei Prostatakrebs behandelte, zeigte dann einen besonders guten Heilerfolg; dadurch wurden die Medien aufmerksam und viele weitere Patienten stellten sich ein. Besonders ein großer Artikel in der „Welt am Sonntag" vor einigen Jahren führte zu einem regelrechten Ansturm an Patienten, damals hatten wir zum Teil längere Wartezeiten in der Aufnahme.

Es ist wirklich befriedigend, wenn neben der harten und oft frustrierenden Alltagsarbeit ab und zu mit ehemaligen Patienten sprechen kann, die nach Jahren immer noch beschwerdefrei sind, sozusagen ein neues Leben anfangen konnten und darüber sehr glücklich sind.

Ich habe auch einige prominente Mediziner mit Professorentitel als Patienten gehabt, auch Kollegen aus der Urologie; so kann ich fast jeden Tag in der Früh mit der Gewissheit aufstehen, auf dem richtigen Weg zu sein und etwas Nützliches für die Gemeinschaft zu tun.

Auch in der Theorie hatte ich mich eingehend mit dem Thema beschäftigt; besonders zu denken gaben mir immer die hohen Rezidivraten, also das Wiederauftreten nach Operation, bei einer eigentlich wenig aggressiven Art von Krebs. Die meisten Fachpublikationen geben in etwa 70 Prozent Rezidive an und das war für meine Begriffe eindeutig zuviel, da musste etwas unternommen werden. Man muss diese hohe Quote an postoperativen Rezidiven ja in Relation dazu stellen, dass viele Operationen völlig unnötig durchgeführt werden.

Die Patienten sind heute ja nicht mehr so unmündig wie früher. Viele Ärzte beschweren sich im Gespräch mit Kollegen, dass sich

Patienten oft weigern, auf einen losen Verdacht hin eine Stanzbiopsie durchführen zu lassen; und die Männer wollen sich heute auch oft nicht mehr die Prostata herausreißen lassen, weil sie von den Nebenwirkungen gehört haben: Harninkontinenz wie ein kleines Kind, oft sogar auch Stuhlinkontinenz, mit 50 Jahren vielleicht nie mehr mit seiner Frau schlafen können und andere Unannehmlichkeiten mehr.

Ich kann oft schwer verstehen, dass die Medien oder die Arztkollegen mich in das Eck der „alternativen" Medizin stellen wollen, eine Positionierung, der der Geruch des Querkopfs und Eigenbrötlers anhaftet. Ich sehe mich selbst eigentlich als konservativen Hardliner in der Urologie; ich war eine Zeit lang medizinischer Leiter einer großen Universitätsklinik. Ich mache nichts, ohne genau zu wissen, wie es funktioniert und glaube, dass ich die Regeln des „Spiels" in der Medizin ziemlich perfekt beherrsche. Genau das ist aber auch der Grund, warum ich in der Behandlung des Prostatakarzinoms andere Wege gegangen bin als die Schul-, Kassen- oder Amtsmedizin. Die funktionieren nämlich einfach nicht besonders gut; und wenn ich weltweit der einzige bin, der auf diesem Gebiet biologische Methoden anwendet, dann ist das eben so. Ich hoffe natürlich, dass sich das zu meinen Lebzeiten noch irgendwann ändern wird.

Manchmal gibt mir die Entwicklung in der Medizin ja auch schon recht: Ich habe vor 30 Jahren mit Biochemikern an Theorien gearbeitet, wie man bei Nierenkarzinomen mit Rezeptorblockaden arbeiten könnte. In der Folge habe ich dann diese Erkenntnisse auch auf Prostatakarzinome angewandt. Diese Theorien waren in sich stimmig, konnten aber mit den damaligen praktischen Mitteln nicht zufriedenstellend in die Praxis umgesetzt werden. Heute ist ein ganz ähnliches Vorgehen in der Behandlung von Brustkrebs schon recht gut anerkannt.

Beginne am Anfang

Ich möchte Ihnen auf den folgenden Seiten beschreiben, wie wir in der Diagnose und Behandlung von Prostatakrebs vorgehen.

Eine der wichtigsten Regeln, wie man Erfolge oder zumindest Teilerfolge erzielen kann, ist dabei ein ganzheitliches geplantes strategisches Vorgehen. Das bedeutet, dass man nicht mitten in eine Behandlung hineinspringt und versucht, Krisenmanagement zu betrieben. Es gilt vielmehr, zuerst einmal einen möglichst genauen Überblick zu gewinnen, wo der Patient steht, wie weit entwickelt seine Krankheit ist, ob es Metastasen gibt, ob unsichtbare Mikrometastasen vermutet werden müssen und vieles mehr.

Sie würden staunen, wie oft unsere Feststellung des Status quo eines Patienten von dem abweicht, was man ihm vorher in der Klinik gesagt hat!

Nur wenn diese Standortbestimmung gewissenhaft und umfassend durchgeführt wird, können wir beurteilen, ob der Patient am Anfang, in der Mitte oder eher am Ende seines Weges in der Krankheit steht; und nur dann können wir seriöse Ziele für die Therapie setzen und daran angepasst einen Therapieplan erstellen, der diesen Zielen angepasst ist.

Diese Ziele sind je nach Patienten ganz verschieden: Dass man den Tumor beherrschen kann, dass er langsamer wächst, dass der PSA Wert niedrig bleibt, dass man nach zwei, drei oder fünf Jahren in der Kontrolle durch MRT feststellen kann, dass der Krebs die Kapsel nicht durchbrochen hat und stabilisiert ist. Auch bei Patienten, die schon Metastasen haben, gibt es realistische Ziele: Das Wachstum verzögern, Schmerzen lindern, auf Zeit spielen, die Lebensqualität erhalten oder verbessern.

Sie sehen aus dem Gesagten, dass die Biologische Intensiv-Therapie, wie wir sie betreiben, keine „vorfabrizierte" Behandlungsmethode ist; das Vorgehen wird auf jeden Patienten genau abgestimmt und kann mich eigentlich nicht erinnern, dass wir jemals an zwei Patienten genau dasselbe gemacht hätten.

Annäherung an die Diagnose

Wir weichen nicht nur in der Therapie weit von den sonst üblichen Verfahren (Operation/Bestrahlung, bei Erfolglosigkeit Hormonblockade/Chemo) weitgehend ab; schon in der Diagnose, also der Feststellung des momentanen Status, verwende ich die eigentlich bekannten Verfahren in einem anderen und komplexeren Zusammenhang als üblich.

Der PSA-Wert, der bei einem Patienten festgestellt wurde, lässt natürlich gewisse Rückschlüsse auf die Situation zu; wenn Sie das Kapitel „Was kann die Schulmedizin?" in diesem Buch gelesen haben, wissen Sie, dass es viele falsch positive und falsch negative PSA-Werte gibt. Der PSA ist daher nur ein erster Wegweiser zum korrekten Befund.

Interessant ist im Zusammenhang mit dem PSA-Wert auch der sogenannte PAP, das bedeutet Prostataspezifische Saure Phosphatase. Der PAP als Tumormarker war eigentlich ein Vorläufer des PSA; in letzter Zeit hat man gelernt, mit seiner Hilfe das Risiko von zunächst unsichtbaren Mikrometastasen einzuschätzen. Es wird angenommen, das dieses Risiko bei einem PAP (dessen Normwert kleiner als 2,6 sein sollte) von über 3,0 über 50% liegt, bei einem PAP von weniger als 3,0 wesentlich darunter.

In der herkömmlichen Diagnose wäre dann die Stanzbiopsie der nächste Schritt; diese vermeide ich, wo immer es geht. Die Gründe dafür sind einerseits die Gefahr der Ausbreitung von Krebszellen im Körper und andererseits die ungenaue und oft unzuverlässige Natur dieser Diagnoseart. Eine Stanzprobe enthält nur 0,2% des gesamten Prostatavolumens, da ist es eher Zufall, ob man ein Stück des Tumors erwischt. Und auch wenn man eines erwischt, kommt es immer wieder vor, dass der Pathologe den Tumor nicht erkennt. Das Risiko der Biopsie lohnt sich also in den meisten Fällen nicht, da man auch auf anderem Weg zum Ziel einer mehrheitlich gesicherten Diagnose kommen kann. Was die meisten Menschen nicht wissen: Es hat bei transurethralen Resektionen zur Entnahme von Gewebeproben auch schon tödliche Zwischenfälle gegeben!

Leider wird in der herkömmlichen Therapie in Deutschland kein Prostata-Ca Patient operiert, bestrahlt oder mit Chemotherapie behandelt, der keine Prostata-Stanze bekommen hat. Die Konsequenzen dieser Gepflogenheiten könne Sie sich selber ausmalen.

Neben dem Tastbefund (an anderer Stelle schon beschrieben), der auch dem erfahrenen Arzt nur grobe Anhaltspunkte liefert, sind vor allem die bildgebenden Verfahren sehr nützlich.

Bei der Ultraschall-Untersuchung wird in den After des Patienten wird eine Ultraschallsonde eingeführt. Der Arzt kann die Prostata am Bildschirm sichtbar machen, dabei wird ein Tumor meist erkennbar. Auch das Volumen der Prostata kann auf diese Weise bestimmt werden. Das ist eine Voraussetzung für die Errechnung des volumensabhängigen PSA-Wertes, der den PSA wesentlich aussagekräftiger macht.

Vielleicht am wichtigsten ist die Magnetresonanztomographie oder MRT: Diese Methode zeigt genau, wo der Tumor sitzt und ob er die Kapsel bereits verlassen hat. Es nimmt Wunder, dass diese Untersuchungsmethode so selten zum Einsatz kommt.

Mit der MRT kann man sich nicht nur die Prostata ansehen, sondern auch die Lymphknoten, um frühzeitig zu erkennen, ob diese befallen sind oder nicht. Leider wird diese Möglichkeit viel zu selten genutzt; stattdessen kommt es immer noch vor, dass man sogenannte „diagnostische Lymphknoten-Entfernungen" durchführt. Das ist meinen Augen völliger Unsinn, weil man das ja auch mit einem guten MRT sieht, ob es im Lymphknoten Veränderungen gibt. Ein erhöhter PSA-Wert darf auf keinen Fall ein Anlass sein, dem Patienten mit noch ungeklärtem Befund die Lymphknoten zu entfernen!

Alle beschriebenen Diagnoseverfahren zusammen mit der Erfahrung des Arztes ermöglichen es, den Befund so gut wie möglich „einzukreisen" und die wahrscheinlichste Situation des Patienten darzustellen. Zwei Dinge haben sie vielleicht in der beschriebenen Vorgangsweise erkannt: Die Diagnose bei Prostatakrebs ist immer eine Annäherung, die möglichst exakt durchgeführt werden muss; und die Diagnose wird bei uns fast genauso individuell auf den Patienten abgestimmt wie die Therapie.

Die Komponenten der Therapie

Wenn festgestellt worden ist, wo der Patient im Verlauf seiner Krankheit wirklich steht, können wir die einzelnen Bestandteile des Therapieplans erarbeiten und diese dann über einen Zeitraum von mehreren Wochen in täglichen Behandlungen umsetzen. Die Patienten werden dabei in bequemer Gehentfernung von unserer Tagesklinik untergebracht und suchen diese täglich auf.

Die einzelnen Therapiemethoden stehen nicht isoliert für sich, sondern greifen ineinander und ergänzen einander. So können oft physikalische Methoden die Wirksamkeit und Verträglichkeit oral oder intravenös verabreichter Therapeutika wesentlich verbessern.

Das Modewort, um diese Vorgehensweise zu beschreiben, wäre wahrscheinlich „ganzheitlich“ oder, als Fremdwort, „holistisch“. Dieser Ansatz ist für mich sehr wichtig: Ein Tumor ist kein lokales Problem in der Prostata oder sonst wo! Krebs ist ebenso wie die Abwehrmechanismen dagegen etwas, was im ganzen Körper passiert; er manifestiert sich nur zunächst an einer bestimmten Stelle im Körper. Wenn ich ihn dort wegschneide, heißt das aber nicht, dass das Problem damit beseitigt ist! Krebs kann an anderen Stellen des Körpers wieder auftreten, das nennt man „Metastasen“. Die herkömmliche Krebstherapie sieht so etwas als unglücklichen Zufall und nicht als grundlegende Eigenschaft der Krebserkrankung. Dabei sterben wesentlich mehr Menschen an Metastasen als am ursprünglich aufgetretenen Tumor!

Lokale Hyperthermie

Vielleicht die wichtigste einzelne Komponente der Biologischen Intensiv-Therapie ist die Lokale Hyperthermie. Das Wort „Hyperthermie“ bedeutet auf Deutsch „Übererwärmung“.

Die Funktionsweise der Hyperthermie gegen Krebs ist einfach, aber höchst wirksam: Da der Stoffwechsel von Krebszellen ziemlich verschieden von dem gesunder Zellen ist, können sie sich an hohe Temperaturen nicht so gut anpassen und sterben ab. Diese Methode ist wissenschaftlich gut dokumentiert und ohne Nebenwirkungen. Man kann sie sowohl am gesamten Körper als auch lokal an bestimmten Stellen des Körpers durchführen; diese beiden Verfahren dienen verschiedenen Zwecken.

Wir führen in unserer Tagesklinik in Düsseldorf die meisten Hyperthermiebehandlungen in ganz Deutschland durch; ich habe auch an der Entwicklung einiger Hyperthermiegeräte aktiv mitgearbeitet und eigene Ideen eingebracht.

In der lokalen Hyperthermie gibt es zwei Varianten: Die lokale Tiefenhyperthermie mit einem Wärmteller oder -kissen. Hier liegt es an der Erfahrung des behandelnden Arztes, möglichst eine Temperatur von 44 Grad Celsius am betroffenen Teil innerhalb des Körpers zu erzielen.

Bei der Kurzwellenhyperthermie wird ein Katheter in örtlicher Betäubung durch die Harnröhre so gelegt, dass eine am Ende dieses Katheters platzierte Sendersonde genau in der Prostata zu liegen kommt. Diese Sonde fungiert als Sender, zwei auf die Hüfte aufgeklebte Plastikstreifen dienen als Empfänger von Steuersignalen, die über Radiofrequenzen übertragen werden. Die Sonde selbst bleibt kalt, dadurch besteht keine Verletzungsgefahr der Harnröhre. Die ausgesendeten Kurzwellen entfalten ihre Hitze im Prostatagewebe selbst; die Temperatur wird umso höher, je dichter das Prostatagewebe ist.

Die Temperaturen bei der Kurzwellenhyperthermie liegen zwischen 48° und 52°C.

Auch Zellen, die sich gerade in der Entwicklung hin zur Bösartigkeit befinden werden in ihrem Wachstum gehemmt. Dadurch kann man die Kurzwellenhyperthermie auch vorbeugend einsetzen.

Grundsätzlich ist die lokale Hyperthermie nur sinnvoll, wenn die Prostata noch nicht operativ entfernt wurde. Sehr oft ist es sinnvoll, eine intensive Wärmebehandlung mittels spezieller Sonden über die Harnröhre durchzuführen und anschließend von außen über die Bauchdecke, da die verwendeten Radiokurzwellen sehr tief in den Körper eindringen können.

Die Rolle der Hyperthermie ist typischerweise sehr wertvoll in Fällen, wenn ein Mann im Anfangsstadium eines Prostatakarzinoms zu uns kommt. Er hat einen erhöhten PSA-Wert, es ist vielleicht schon im Krankenhaus eine Stanzbiopsie gemacht worden, im Befund steht „hochdifferenziertes Prostatakarzinom", also relativ verhaltenes Wachstum: Man macht dann zuerst meist eine transurethrale Wärmetherapie per Katheter und erhitzt die Prostata möglichst hoch, auf 60°C; auf diese Art zwei oder drei Sitzungen. Man gibt parallel dazu Prostasol, kombiniert eine Ganzkörper-Hyperthermie (auch aus prophylaktischen Gründen), dann, nachdem die Ganzkörper-Hyperthermie durchgeführt wurde, sofort eine Tiefen-Hyperthermie auf die Prostata und auf die Lymphknoten von außen.

Auf diese Art konnten wir schon bei einer großen Zahl von Patienten eine Operation vermeiden helfen.

Man muss die bei uns praktizierte Kurzwellen-Hyperthermie genau abgrenzen von der früher verwendeten Mikrowellen-Hyperthermie. Diese ist kaum geeignet, Prostatatumore zu behandeln und belastet den Patienten mit erheblichen Nebenwirkungen. Zudem hat sie eine erheblich geringere Reichweite als die die transurethrale Wärmetherapie mit Radiokurzwellen, die über die Prostata hinaus geht, sogar über die Kapsel hinausgeht und sogar die Lymphknoten und zum Teil auch die Samenblasen mit erreichen kann.

Aufgrund des ähnlichen Namens erden die beiden Techniken oft verwechselt, besonders von Laien.

Die Kurzwellenhyperthermie ist übrigens in den USA von der sehr strengen medizinischen Zulassungsbehörde FDA als Therapieverfahren anerkannt; die FDA ist dafür bekannt, bei neuartigen medizintechnischen Verfahren in der Beurteilung überkritisch vorzugehen.

Neueste Studien, beispielweise an der Charité in Berlin und durch Daten, welche auf einem Fachkongress in Wien 2008 präsentiert wurden, zeigen z. T. deutlich bessere Therapieergebnisse wenn Bestrahlung bzw. Chemotherapie mit Hyperthermie kombiniert werden.

Ein rein komplementär-biologischer Therapieansatz (z. B. Mistelinfusionen kombiniert mit Hyperthermie) ist in der Schulmedizin völlig unbekannt. Auch die Tatsache, dass eine Kombination von Ganzkörper- und Tiefenhyperthermie wegen einer Wärmeoptimierung als sinnvoll angesehen werden kann, ist ebenfalls unbekannt, wird aber von mir praktiziert.

Mistelextrakte

Die Mistel ist eine ganz besondere Pflanze, ihre Extrakte sind ein ganz besonderes Heilmittel. Wie der Krebs ist auch die Mistel ein Parasit, der sich gegen alle Regeln verhält:

- Sie wächst nicht im Boden, sondern auf anderen Pflanzen.
- Sie nimmt ihre Nahrung nicht aus dem Boden, sondern aus ihrer Wirtspflanze auf.
- Sie blüht im Winter und trägt auch im Winter ihre Früchte.
- Sie wächst nicht zum Licht hin, sondern in alle Richtungen.
- Sie hat aber auch selber die Fähigkeit, Nahrung zu produzieren, weil sie selbständig Chlorophyll herstellt wie andere Pflanzen; sie ist daher kein Parasit, sondern nur ein Halbparasit.
- Sie bildet Chlorophyll nicht nur in den Blättern (wie andere Pflanzen), sondern auch in den Wurzeln und in den Ästen.
- Sie keimt im Licht und nicht wie andere Pflanzen im Dunkel der Erde.

Mistelextrakte sind in der biologischen Krebstherapie heute ein gut bekanntes und oft verwendetes Heilmittel. Ich setze sie allerdings vollkommen anders ein als üblich und erziele damit auch eine viel intensivere Wirkung.

Das herkömmliche Verfahren besteht darin, Mistelextrakt subkutan (also unter die Haut) in relativ geringer Dosis zu injizieren. Dies bewirkt eine sanfte Unterstützung des Immunsystems, mehr nicht.

Bei der Biologischen Intensiv-Therapie geben wir Mistelextrakte intravenös, das heißt direkt in die Blutgefässe. Als erstes wird getestet, ob der Patient die Mistelwirkstoffe verträgt; bisher haben acht unter 1.000 Patienten eine Unverträglichkeit gezeigt. Danach wird die Dosis rasch gesteigert auf bis zu 30 Ampullen an einem Tag. Diese Therapie geht über etwa drei bis vier Wochen und wird jeden Tag durchgeführt, auch am Wochenende.

Es ist extrem wichtig, dass die Testung auf allergische Reaktionen und die Einstellung auf eine immer höhere Dosis von einem erfahrenen Fachmann durchgeführt wird, um die größtmögliche Sicherheit für den Patienten zu gewährleisten. Schwere allergische Reaktionen bei der ersten Testbehandlung mit einer halben oder ganzen Ampulle Helixor müssen sofort mit Kortison abgefangen werden. Interessanterweise kann man aber auch in diesen sehr seltenen Fällen etwa die Hälfte der Patienten durch äußerst vorsichtiges Vorgehen nach und nach wieder auf die Behandlung einstellen.

Eine Gabe von Mistelextrakt durch weniger erfahrene Kräfte oder gar durch den Patienten selber (wie in der herkömmlichen Misteltherapie durch subkutane Injektion manchmal üblich) ist bei der Mistel-Hochdosis-Therapie völlig unmöglich.

Die Wirkungsweise von Mistelextrakten ist relativ gut erforscht, es gibt über 1.200 wissenschaftliche Publikationen darüber. Unter den etwa 900 bekannten Inhaltsstoffen der Mistel sind vor allem zwei wirksame Hauptbestandteile: Die Lektine und die Viscotoxine. Die Lektine stärken das Immunsystem und die Viscotoxine verhindern, dass die Krebszellen sich teilen und der Krebs wachsen kann. Erkennen Sie die beiden Hauptideen der Biologischen Intensiv-Therapie in dieser Wirkstoffkombination der Mistel wieder?

Die Lektine der Mistel stimulieren das Immunsystem, indem sie die Lymphozyten, also die Spezialisten im Abwehrkampf, dazu anregen, Botenstoffe zu produzieren, die den Abwehrkampf koordinieren helfen; diese Botenstoffe nennt man Zytokine.

Die Viscotoxine erledigen im Prinzip die gleiche Aufgabe wie die Wirkstoffe, die in der Chemotherapie eingesetzt werden, die sogenannten Zytostatika. Sie zerstören Krebszellen, indem sie Löcher in deren Zellmembran stanzen.

Andere Bestandteile der Biologischen Intensiv-Therapie sind:

- **Ozontherapie**
- **Darmreinigungen** (Colon-Hydrotherapie, Entgiftung des Körpers)
- **Antioxidantien** (bei diesen verwende ich spezielle Zubereitungen)
- **Knochenhärter** (Zometa – bei Metastasen, aber oft auch schon vorbeugend im Anfangsstadium)
- **Selen**
- **Zink**
- **Vitamin C**
- **Vitamin E**

Die Kombination der Maßnahmen gegen Prostatakrebs wirkt auf verschiedene Arten:

- Schädigung und Zerstörung bösartiger Zellen durch erhöhte Thermosensitivität
- Säurevergiftung des Tumors durch Absenken des pH-Wertes
- Destabilisierung der Zellmembran von Tumorzellen
- Öffnen der Tumorzellmembran für bestimmte Wirkstoffe, z. B. der Mistel
- Bildung von Hitzeschockproteinen und in der Folge Unterdrückung von Reparaturmechanismen in den Tumorzellen
- Leichteres Erkennen von Tumorzellen durch das Immunsystem: Anlagerung von Hitzeschockproteinen an die Tumorzellen
- Schmerzlinderung durch Blockierung von Schmerzrezeptoren

Was die Zukunft bringen mag

Kein Mensch kann voraussagen, was in Zukunft passieren wird (obwohl Meteorologen und Börsengurus das immer wieder von sich behaupten). Ich versuche Ihnen hier zum Abschluss dieses Buches trotzdem einen Ausblick zu geben, was wohl mit Ihnen, mit Ihrer Krankheit und in der Medizin in Zukunft passieren könnte.

Vielleicht kann ich Ihnen damit etwas Zuversicht, Selbstsicherheit und wichtige Information auf den Weg mitgeben.

Ihre Lebensweise

Wenn Sie dieses Buch gelesen haben, dann wahrscheinlich deshalb, weil Sie (oder jemand, der Ihnen nahe steht) krank sind; vielleicht waren Sie auch krank oder Sie vermuten, dass eine Krankheit auf Sie zukommt.

In jedem dieser Fälle sollten Sie bedenken, dass es genau jetzt vielleicht eine gute Idee wäre, nicht allzu ungesund zu leben; vielleicht sollten sie auch endlich einmal den Stier bei den Hörnern packen und schlechte alte Gewohnheiten loswerden, so wie Sie es immer schon vorhatten. Das kann das Rauchen sein, oder der völlige Mangel an Bewegung über den Weg zwischen Sofa und Kühlschrank hinaus, oder vielleicht trinken Sie ja auch zu oft einen über den Durst.

Sie könnten auch einmal überdenken, ob Haxe, Chips und Limonade wirklich die ausgewogene Ernährung sind, die Ihr Körper braucht.

Ihr Körper kann im Kampf gegen die Krankheit sehr viel selber leisten, wahrscheinlich mehr, als Sie wissen oder glauben; aber Sie sollten ihn dabei nicht auch noch dabei behindern, indem Sie ihm Prügel vor die Füße werfen (oder Zigaretten, oder fettes Fleisch).

Neben dem Vermeiden schlechter Dinge kann man ganz gezielt die über die Ernährung bestimmte Prozesse im Körper beeinflussen. Zum Beispiel scheint sojareiches Essen die Bildung von Prostatakrebs weitgehend zu unterdrücken; in Japan ist dieser viel weniger verbreitet als bei uns.

Leider kann man aber trotzdem nicht Krebs- oder andere Erkrankungen durch Soja oder Tomaten einfach „wegessen" – das wäre für die Patienten zu schön, um wahr zu sein! Wir Ärzte müssten uns in diesem Fall wahrscheinlich um einen anderen Beruf umsehen ...

Ihre Einstellung

Ich bin fest davon überzeugt, dass man durch Techniken wie „Visualisieren“ oder Meditation nicht Krebs heilen kann. Sehr wohl aber glaube ich, dass die Einstellung eines Menschen zu sich, zu seinem Leben und zu seiner Umgebung beeinflussen kann, wie sein Körper funktioniert.

In der Medizin nennt man das umgekehrte Phänomen „Psychosomatik“: Ein Mensch wird krank, weil sein Geist den Körper negativ beeinflusst.

Bis zu einem gewissen Maß funktioniert das auch in die Gegenrichtung. Überlegen Sie einmal: Auch wenn Sie vielleicht krank sind, sind Sie immer noch am Leben. Wenn Sie darüber nachdenken, haben Sie sicher viele Dinge, für die Sie dankbar sein können und sollten; und Sie haben die Chance, eine professionelle und optimale Behandlung für die Krankheit zu suchen und zu finden. Sie haben die Chance, sich an den richtigen Quellen zu informieren; eine davon halten Sie hoffentlich gerade in den Händen!

A propos: Dieses kompakte Taschenbuch soll einen Überblick über die speziellen Eigenschaften und Behandlungsweisen des Prostatakrebs geben. Viele allgemeine Informationen, die für jeden Kranken und Interessierten wahrscheinlich wichtig sind, haben hier nicht Platz.

Deswegen möchte ich Ihnen ans Herz legen, mein Hauptwerk „Rebell gegen den Krebs“ zu lesen; dieses ist wesentlich vollständiger und behandelt zum Beispiel ausführlich das ganz wichtige Thema des Immunsystems. Es hat die ISBN Nummer 978-3-89901-719-9 und Sie erhalten es in jeder Buchhandlung oder im Internet.

Neue Methoden

Wenn Sie sich aktiv mit dem Thema „Prostatakrebs“ oder Krebs im allgemeinen auseinandersetzen, wird eines ganz bestimmt passieren: Sie werden über kurz oder lang aufgeregte Jubelmeldungen über neue Diagnosemethoden oder Behandlungen in der Zeitung oder Im Internet lesen. Dann werden Sie sich fragen: Habe ich da nicht was versäumt? Hätte ich nicht danach fragen sollen, als ich in Behandlung war?

Ruhig Blut. 99 Prozent der neuartigen Heilsversprechungen in der Krebsbehandlung haben entweder einen doppelten Boden oder überhaupt keine Grundlage.

Viele Meldungen in den Medien über sensationelle neue Krebstherapien sind von der Industrie lancierte PR-Meldungen, die irgendein neues Präparat für die Chemotherapie im Verkauf fördern sollen, ohne diese Tatsache groß hervorzustreichen. Die Chemotherapie wird dadurch nicht besser, überhaupt bei Prostatakrebs!

Eine weitere Kategorie sind Dinge, die deswegen kaum ans Licht der Öffentlichkeit dringen, weil sie schlicht nicht funktionieren oder gar nicht funktionieren können. Beispiele dafür sind der Versuch, Prostatakarzinome (und leider fallweise die ganze Prostata!) mittels Ultraschall zu zerstören oder dem Tumor durch Galvano-Therapie beizukommen. Letzteres ein interessanter Versuch: Gleichstrom, der durch die Oberfläche der Prostata fließt, soll den Tumor im Inneren zerstören, Wie soll das gehen? Auch hier haben Sie also meistnicht viel versäumt.

Die dritte Gruppe der Neuheiten ist am größten und wird mit dem größten Eifer von den Medien bedient. Fast jeden Monat sehen wir neue Tumormarker, Diagnosemethoden und Therapien, die von führenden Medizinern bedeutender Kliniken vorgestellt werden.

Ob es die neuen Tumormarker wie S100A9, PTEN oder p53 sind (für die gibt es sämtlich noch keine klinischen Studien, sie sind sozusagen im experimentellen Stadium optimistische Wunschvorstellungen ihrer Entdecker), die Kältebehandlung mit Kryotherapie (die ist schon ziemlich alt und hat schon früher nicht richtig funktioniert), die laparoskopische Operation mittels Sonde und Vergrößerungsoptik (schon wieder eine „nervenschonende“ Methode, über diese gibt es bisher so gut wie keine Erfahrungswerte) und einige andere.

Sogar die Hormonblockade, kombiniert mit Chemotherapie, wollte uns im April diesen Jahres die „Welt am Mittwoch“ als neuartige und interessante Behandlung gegen Prostatakrebs vorstellen!

Sie sehen, es lohnt sich, die Zeitungsmeldungen mit einem Körnchen Salz zu konsumieren. Die Chance, dass Sie eine tolle neue Entwicklung verpassen ist gering; meist werden experimentelle ungeprüfte Entwicklungen hochgejubelt, von denen man meist nachher nie wieder etwas hört, oder es handelt sich um den Versuch, früher fehlgeschlagene Methoden wiederzubeleben.

Vorsorge

Wer eine Tumorerkrankung überstanden hat, sollte sich nicht gleichsam „auf seinen Lorbeeren ausruhen" und sich zu seinem Glück und/oder dem Geschick der behandelnden Ärzte beglückwünschen. Gerade in dieser Situation ist es extrem wichtig, bewusst und geplant Kontroll- und Vorsorgemaßnahmen durchzuführen.

Damit können Sie nicht nur eine Wiederkehren der Krankheit verhindern oder schneller entdecken; Sie können auch Ihren Körper in einem allgemein besseren Zustand erhalten.

Eine darüber hinausgehende Vorsorge ist möglich zum Beispiel durch entzündungshemmende Substanzen, kleine Mengen Aspirin, Antioxidantien, Selen und andere. Damit schützen sie sich auch gleich gegen eine ganze Reihe anderer Gesundheitsprobleme wie etwa Herz/Kreislauferkrankungen.

Folgender Ausblick eröffnet sich bezüglich der Prostata-Hyperthermie: Eine simultane, d.h. gleichzeitige Anwendung einer Kombination aus Ganzkörperwärme, lokaler Tiefenhyperthermie und transurethraler Wärme, wäre sicherlich das Optimum bei lokal begrenzten Karzinomen.

Leider gibt es in der Industrie noch keinen Hersteller, der dies technisch verwirklichen könnte. Uns ist allerdings bekannt, dass eine solch innovative Behandlung sich im Teststadium befindet. In der Praxis versuchen wir derzeit, uns durch eine möglichst unmittelbare Abfolge von Ganzkörper- und Tiefenhyperthermie an diese ideale Modalität der Therapie anzunähern.

Wenn Sie Fragen haben

Dieses Buch, wie auch meine anderen Publikationen, ist allgemeine Information für eine große Zahl von Menschen. Krankheit und deren Behandlung ist ein sehr individuelles und persönliches Thema und kann nur sinnvoll direkt zwischen Menschen besprochen werden.

Wenn Sie also noch Fragen, Probleme oder sonstige Anliegen haben, zögern Sie nicht, uns direkt zu kontaktieren. Wir betreuen eine große Anzahl akuter und ehemaliger Patienten aus ganz Deutschland, der EU und dem Rest der Welt; da kommt es auf einen weiteren auch nicht mehr an!

Tagesklinik für Biologische Krebstherapie
Professor Dr. med. Klaus Maar
Schadowstraße 65
D-40212 Düsseldorf

E-Mail dr.maar@hoffnung-gegen-krebs.de
www.hoffnung-gegen-krebs.de

Telefon +49 (0) 211 179 55 63
Telefax +49 (0) 211 179 57 04

Schlussbemerkung

Sehr geehrter Leser, lieber Patient,

die Tatsache, dass mein erstes Buch **„Rebell gegen den Krebs"** (es enthält die wichtigsten Grundlagen der Therapie) neu aufgelegt wurde und mittlerweile in der 5. Auflage vorliegt und dass das vorliegende Buch bereits in der 7. Auflage in neuem Gewand erscheint, hat meine optimistischsten Erwartungen weit übertroffen.

Nie hätte ich es für möglich gehalten, das so viele Tumorpatienten nicht ausreichend optimal therapiert werden – insbesondere auch beim Prostata-Karzinom.

Der von meinen Patienten am meisten geäußerte Satz heißt:

„Herr Doktor, der ganze Mist hat erst nach meiner Operation (radikale Prostatektomie) begonnen."

Ich kann es immer noch nicht begreifen, dass neben schulmedizinischen Maßnahmen in der Krebstherapie so wenig auf die Aktivierung des Immunsystems geachtet wird. Dieser wichtige Aspekt fehlt ganz einfach bei der Krebstherapie und diese Lücke versuche ich zu schließen.

Bedenken Sie, bei allen therapeutischen Maßnahmen, die Sie gemacht haben oder planen, „fehlt die vierte Säule" (neben Operation, ggf. Radiatio und/oder Chemotherapie), nämlich die gezielte Stärkung des Immunsystems.

Genauso wie schulmedizinische Maßnahmen ein ausgeklügeltes Verfahren in Intensität, Zeitaufwand und Strategie repräsentieren, genauso muss man gezielt daran gehen, kompetent zu versuchen, zusätzlich Tumorzellen abzutöten und das Immunsystem, auf dem die ganze Zeit herumgetrampelt wurde, wieder zu neuer Stärke zu erwecken. Das geht nicht mit ein paar Pillen oder Säften in kurzer Zeit. Teilweise versenden hier besonders schreckliche Helfer die Pülverchen auf dem Postwege.

Das fordert aber auch das Verständnis des zu heilenden Patienten – von Ihnen. Sie müssen wissen, dass die meisten Menschen nicht am Ersttumor, sondern an seinen Kindern und Enkelkindern, seinen Metastasen bzw. Mikrometastasen versterben. Die Bekämpfung dieser Prozesse ist bei allen Tumoren die therapeutische Herausforderung unserer Zeit.

Ein Arzt sollte seinen Patient liebevoll aber manchmal auch strenger an die Hand nehmen und muss ihm sagen:

1. Lasse dich nicht zu schnell immer operieren.

2. Hole dir eine zweite oder dritte Meinung von Experten ein.

3. Nutze die Möglichkeit einer guten Diagnostik aus.

4. Lasse nicht sofort eine Biopsie machen (Prostata).

5. Wisse, dass ohne die kraftvolle Stärkung deines Immunsystems jede Krebstherapie unvollständig sein muss.

Lebenslauf – Univ.-Prof. Dr. med. Klaus Maar

1945	in Mainz geboren
1965–1971	Medizinstudium in Mainz und Lausanne (CH), Ärztliche Prüfung und Erteilung der Approbation
1971–1973	Medizinalassistent in Mainz und an der Universitätsklinik in Hamburg/Eppendorf und den Städtischen Kliniken Ludwigsburg
1972	Promotion zum Dr. med. bei Prof. Kümmerle in Mainz
1973	Wehrdienst im Bundeswehrzentralkrankenhaus in Koblenz, Gastarzt Kemperhof, Koblenz
1978	Anerkennung zum Facharzt für Urologie, Mitglied der Deutschen und Europäischen Gesellschaft für Urologie
1978	Habilitation über Hormon-Nierenkarzinom-Rezeptoren, Erteilung der Lehrbefugnis
1978	Leitender Oberarzt an der Universitätsklinik Düsseldorf
1979	Aufnahme in das Verzeichnis „Who's Who in Medicine"
1983	Kommissarischer Direktor der Urologischen Universitätsklinik Düsseldorf
1985–1991	Urologische Praxis in Krefeld
1991	Erhalt der zusätzlichen Berufsbezeichnung „Naturheilverfahren" durch die Ärztekammer Nordrhein-Westfalen
1991–1998	Biologisch-onkologische Praxis in Düsseldorf
1998–2000	Biologisches Krebszentrum in Bielefeld
seit 2000	Verlegung des Biologischen Krebszentrums nach Düsseldorf, Tagesklinik
2004	Verleihung der Professur
18.09.2010	Geburt von Tochter Lilia Maria

Literaturhinweise

„Alles über die Prostata" von Karl Pummer; Kneipp, Leoben

„Biologische Wege zur Krebsabwehr" von Dietrich Beyersdorff; Karl F. Haug Fachbuchverlag

„Der große TRIAS-Ratgeber zur ganzheitlichen Krebs-Behandlung." Von Dietrich Beversdorff, TRIAS, Stuttgart

„Ein Ratgeber zum Prostatakrebs. Die Anleitung für den selbstbestimmten Patienten" von Donna Pogliano (Vorwort), Stephen B Strum; Engelhard, C.V.

„Erbarmen mit den Männern" von Sophie R. Knaak, Ennsthaler

„Ganzheitliches Kontinenztraining für Männer vor und nach einer Prostataoperation. Leben und Lieben ohne Prostata" von Bärbel Sill, Manfred Seifert, Barbara Köhler; Sill, Bärbel

„Heilung in der Familie. Ein Ratgeber für die Angehörigen von Krebspatienten" von Stephanie Matthews Simonton, Robert L. Shook, Rowohlt Taschenbuchverlag

„Internetkompass Krebs" von Marcus Oehlrich, Nicole Stroh, Springer, Berlin

„Krebs, heilende Krankheit?" von Therese von Schwarzenberg; Ibera

„Nach der Diagnose Krebs, Leben ist eine Alternative" von Herbert Kappauf, Walter M. Gallmeier, Herder Verlag Freiburg

„Prostata – versorgen und heilen" von Walther Grohmann; Urban & Vogel

„Prostata" von Gerhard Leibold, Oesch Verlag

„Prostata" von Thomas Ebert, Bernd J. Schmitz-Dräger, Kilian Verlag

„Prostata-Krebs, So helfe ich meinem Partner" von Barbara R. Wainrib, Sandra Haber, Jack Maguire; TRIAS Verlag

„PSA – Prostata spezifisches Antigen. Ein Leitfaden zur Interpretation" von Marlies Franke, Thomas Kreutzig; Kreutzig, Thomas, Dr.

Publikationen und Vorträge von Prof. Maar zum Thema „Krebs“ und „Urologie“ (Auswahl):

Interview mit Dr. Maar, „Warum biologische Therapien bei Krebs?”, 6/2002, Gesundes Leben, Fachzeitschrift für Naturheilkunde, Forum Medizin Verlag

Maar K., Die Wärmetherapie der Prostata, 12/2001, Gesundes Leben

Maar K., Den Tumor biologisch abwehren, 11/2001, WZ

Maar K., Schulmedizin und neue Therapien können sich sinnvoll ergänzen, 8/2001, NGZ

Maar K., Außergewöhnliche Therapieerfolge durch die Biologische Krebstherapie nach Maar-Varro, 6/2000, Forum Medizin Verlag

Maar K., Positive Wirkung der bioelementaren Kombinationstherapie nach Maar auf die Chemotherapie, 1/2000, Forum Medizin Verlag

Maar K., Die hochdosierte Mistelinfustionstherapie, 1/2000, Forum Medizin Verlag

Kurzwellenhyperthermie der Prostata – die neue transutherale Thermotherapie, 2/1999, Forum Medizin Verlag

Maar, K., Nolte, C., Frenzel, Fl.: Seltene gut- und bösartige Harnleiterstenosen, 1983, Urologe A, 277 – 283

Maar, K., Nolte, C., Schmellenkamp, Ch.: Palliative Therapiemöglichkeiten urologischer Krankheitsbilder bedingt durch metastasierende Neoplasmen. Vortrag XXXIV. Kongress der Deutschen Gesellschaft für Urologie, 1983

Maar, K.: Die Sonographie in der Urologie, Schering-Werk, Düsseldorf 1981, Vortrag

Bojar, H., Maar, K., Staib, W.: The role of steroid hormones in human renal cell carcinoma. In: The Prostate Vol. 1. Nr. 1., 1980, A. R. Liss, New York

Maar, K., Wagner, W.: Unsere Ergebnisse bei der Behandlung an 161 Hypostadien. XXXII. Kongress Deutsche Gesellschaft für Urologie, Vortrag, Berlin 1980

Steinhoff, H., Maar, K., Halbig, W., Siepmann, H.: Kombinierte Periduralanästhesie als Alternative zur Intubationsnarkose am Beispiel der ausgedehnten radikalen Lympadenektomie bei Hoden tumoren. Anästhesie, Intensivtherapie Notfallmedizin 15:387, 1980

Maar, K.: Ursachen und Therapie von Harnleiterverengungen – ein 20-jähriger Erfahrungsbericht. XXVI. Tagung der Nordrhein-Westfälischen Gesellschaft für Urologie, Marburg, 6/1980, Vortrag

Maar, K., Wagner, W., Hofmann, N.: Indikation und Bedeutung der Vesiculo-Deferentographie bei urologisch-andrologischen Erkrankungen, 1977, Urologe A 16, 158 – 162,

Kleines medizinisches Wörterbuch

Androgene	Männliche Geschlechtshormone.
Antiandrogene	Medikamente, die die Andockstelle für Testosteron (wichtigstes Androgen) blockieren.
Antigen	Wird vom Immunsystem als „fremd" erkannt und löst eine Immunreaktion aus.
Antikörper	Von Immunzellen gebildete Eiweißstoffe, die Krankheitserreger oder abnorme Zellen erkennen und zerstören.
Benigne Prostatahyperplasie (BPH)	Gutartige Vergrößerung der Prostata. Entsteht durch Vermehrung der Prostatazellen.
Benignes Prostatasyndrom (BPS)	Krankheitszeichen, die durch die Prostatahyperplasie verursacht werden. Betroffen sind meist Männer mittleren bis höheren Alters. Es treten vor allem Schwierigkeiten beim Wasserlassen auf.
Bildgebende Verfahren	Untersuchungsmethoden, die Bilder vom Körperinneren erzeugen.
Biopsie	Entnahme einer Gewebsprobe für mikroskopische Untersuchungen mittels Nadel, Stanze oder Skalpell.
Brachytherapie	Strahlenbehandlung direkt am Krankheitsort.
Chemotherapie	Behandlung mit zellwachstumshemmenden Substanzen (Zytostatika).
Digitale rektale Untersuchung (DRU)	Tastuntersuchung der Prostata mit dem Finger über den Mastdarm.

Doppelbefundung	Untersuchungsergebnisse werden durch zwei Ärzte unabhängig voneinander beurteilt.
Erektion	Die Versteifung des männlichen Gliedes.
Extrakt	Wässriger, ätherischer oder alkoholischer Auszug aus tierischen oder pflanzlichen Stoffen.
Gradierung	Möglichkeit, die Bösartigkeit eines Tumors zu messen. Eingeteilt wird nach dem Differenzierungsgrad der Tumorzellen und des Tumorgewebes. Der Wert (G1 bis G4) beschreibt, wie stark die Krebszellen von gesunden Zellen abweicht.
Hämaturie	Blut im Urin.
Hämospermie	Blut in der Samenflüssligkeit (Sperma).
Histologie	Lehre von Körpergewebe.
Hormon	In geringsten Konzentrationen wirksamer Botenstoff. Wird in Hormondrüsen oder in Zellen (Zellhormone) gebildet.
Hormonrezeptoren	Spezifische „Empfänger" für hormonelle Signale.
Hormontherapie	Behandlung durch Beeinflussung der Hormonfunktion. Beim Prostatakrebs zum Beispiel durch Antiandrogene, die die Andockstelle für Testosteron blockieren.
Hyperthermie	Überwärmung eines Körperteils oder des gesamten Körpers.
Immunstimulation	Das Immunsystem wird stimuliert, um Krankheitserreger und Krebszellen wirksamer bekämpfen zu können.
Immunsystem	Körpereigenes Abwehrsystem.
Impotenz	Störungen in der Erektionsfähigkeit sowie der Zeugungsfähigkeit des Mannes.

Inkontinenz	Unkontrollierbarer Abgang von Harn oder Stuhl.
Karzinom	Bösartiger Tumor, der von Deckgeweben, etwa Haut, Schleimhaut oder Drüsengewebe ausgeht.
Komplementärmedizin	Ergänzend zur herkömmlichen Schulmedizin.
Krebs	Bösartiger Tumor.
Lektine	In der Mistel enthaltene Stoffe, die das Immunsystem anregen.
Leukozyten	Weiße Blutkörperchen; verschiedene Blutzellen, die der Immunabwehr dienen.
Lymphatisches System	Gesamtheit der lymphatischen Gewebe wie Lymphknoten, Milz, Thymus, Mandeln; anatomische Grundlage des Immunsystems.
Lymphknoten	Kleine Organe, die im ganzen Körper entlang der Lymphbahnen angeordnet sind. Sie dienen als Filter für Bakterien und Krebszellen.
Lymphom	Schwellung von Lymphknoten.
Lymphozyten	Untergruppe der weißen Blutkörperchen, dienen der Immunabwehr.
Makrophage	Fresszelle. Die größten der Abwehrzellen. Beseitigen körperfremde oder veränderte Zelltrümmer und Stoffe.
Metastase	Tochtergeschwulst. Entsteht, wenn einzelne Zellen eines Tumors ins Blut- oder Lymphsystem wandern und an anderer Stelle (anderes Organ oder Lymphknoten) zu wachsen beginnen.
Mikrometastase	Kleine Tochtergeschwulst.
Miktion	Wasserlassen. Störungen der Miktion können Anzeichen sowohl für gutartige als auch für bösartige Vergrößerungen der Prostata sein.

Nodus	Knoten.
Onkologie	Lehre von Tumoren bzw. Krebserkrankungen.
Östrogen	Wichtigste weibliche Geschlechtshormone.
Ozon	Molekül bestehend aus drei Sauerstoffatomen, chemisch O3. Wirkt stark oxidierend und ist giftig.
Palpation	Tastuntersuchung. Die digitale rektale Untersuchung erfolgt durch Palpation.
Phagozyten	Fresszellen.
Phytopharmaka	Medikamente auf pflanzlicher Basis. Hergestellt aus Wurzeln, Blättern, Samen oder Rinden.
Phytotherapie	Behandlung mit Medikamenten, die aus pflanzlichen Bestandteilen hergestellt sind (Phytopharmaka).
Postoperativ	Nach der Operation.
Präoperativ	Vor der Operation.
Prostata	Vorsteherdrüse; Geschlechtsorgan des Mannes.
Prostataadenom	Gutartiger Tumor der Prostata. Geht von den Oberflächenzellen der Prostata aus.
Prostatakarzinom	Bösartiger Tumor der Prostata. Geht meist von den Oberflächenzellen der Prostata aus und kann Metastasen bilden.
Prostatitis	Entzündung der Prostata.
PSA (Prostataspezifisches Antigen)	Eiweißstoff, der von Zellen der Prostata gebildet wird. In geringen Mengen tritt es ins Blut über und kann dort im Labortest nachgewiesen werden. Beim Prostatakarzinom ist die PSA-Konzentration im Blut (meist) erhöht. Die PSA-Konzentration im Blut ist kein eindeutiges Zeichen für Prostat-

Fortsetzung PSA (Prostataspezifisches Antigen)	krebs, weil dieser Wert auch bei anderen Prostaterkrankungen erhöht sein kann. Selbst körperliche Anstrengung, Geschlechtsverkehr oder Druck auf die Prostata etwa bei der Tastuntersuchung erhöhen die Konzentration von PSA im Blut. Diese Aktivitäten sollten daher vor der Blutabnahme vermieden werden.
Radikale Prostatektomie	Operative Entfernung der gesamten Prostata.
Radiologie	Anwendung von Strahlen in Diagnostik und Therapie.
Rektum	Mastdarm.
Remission	Vorübergehende oder dauerhafte Rückbildung von Krankheitszeichen.
Rezidiv	Wiederauftauchen einer Krankheit nach einer symptomfreien Periode.
Skelettszintigraphie	Untersuchung von Knochen mittels radioaktiver Markierung: Ein radioaktives Medikament wird injiziert und reichert sich im Knochen an. Veränderungen können gemessen und bildhaft dargestellt werden.
Strahlentherapie	Behandlung von bösartigem Gewebe mittels hochenergetischer Strahlung.
Systemische Therapie	Therapie, die den ganzen Körper erfasst.
Thymusdrüse	Organ hinter dem oberen Teil des Brustbeins. Ort der Ausreifung von bestimmten Immunzellen.
TNM-Klassifikation	Internationale Einteilung der Krankheitsstadien bei Krebserkrankungen (Tumor, Nodus, Metastasen).

Tumor	Geschwulst. Ursache können Eiterungen, Ansammlungen von Flüssigkeiten oder Luft oder Neubildung von Gewebe sein. Neubildung von Gewebe kann sowohl „gutartig" oder „bösartig" sein. Gutartige oder benigne Tumore breiten sich langsam aus und verdrängen andere Gewebe. Bösartige oder maligne Tumore wachsen schnell, dringen in andere Gewebe ein und bilden Metastasen.
Tumormarker	Körpereigene Stoffe (meist Eiweiß-Zucher-Verbindungen), deren Konzentration im Blut auf das Vorhandensein eines Tumors schließen lassen.
Ultraschalluntersuchung (Sonographie)	Untersuchung, bei der mit Schallwellen innere Organe auf einem Bildschirm sichtbar gemacht werden.
Urologie	Lehre von den Harnorganen.
Zytokine	Zellhormone, die der Kommunikation zwischen Zellen dienen und zum Beispiel Immunzellen aktivieren.
Zytostatika	Hemmen das Zellwachstum, in der Chemotherapie verwendetes Medikament.
Zytotoxisch	zellvergiftend.

Adressen

Tagesklinik für Biologische Intensivtherapie
Prof. Dr. med. Klaus Maar
Schadowstr. 65, D-40212 Düsseldorf
Telelon +49 (0) 211 179 55 63, Fax +49 (0) 211 179 57 04
Ordination nach Vereinbarung

Deutsche Krebshilfe e. V.
Thomas-Mann-Str. 40, Postfach 1467, D-53111 Bonn
Telefon +49 (0) 228 72990-0
www.krebshilfe.de

Deutsche Krebsgesellschaft e. V.
Postfach 102549, D-69015 Heidelberg, Telefon +49 (0) 69 630096-0
www.krebsgesellschaft.de

Gesellschaft für Biologische Krebsabwehr
Postfach 102549, D-69015 Heidelberg, Telefon +49 (0) 6221 138020
www.biokrebs.de

Prostata Selbsthilfe Essen e. V.
Lidauhoehe 60, D-45259 Essen, Telefon +49(0)201 467456,
Fax +49(0)201 8465606
E-mail: davidheimann@nexgo.de

Sachsen-Anhaltische Krebsgesellschaft e. V.
Telefon +49(0)345 4788110, Fax +40(0)345 4788112
info@krebsgesellschaft-sachsen-anhalt.de

Procas Prostata-Carcinom-Selbsthilfegruppe Regensburg e. V.
Franz Stadlbauer, Postplatz 6, D-93142 Maxhütte-Haidhof,
Telefon +49(0)941 20130-57, Fax +49(0)941 20130-53

HOT OncoTherm GmbH
Bonner Straße 40, C-53842 Troisdorf, Telefon +49 (0) 2241 3199-20,
Fax +49 (0) 2241 3199-211
www.hot-oncotherm.de

HELIXOR Heilmittel GmbH & Co. KG
Fischermühle 1, D-72348 Rosenfeld, Telefon +49 (0) 7428 935-0,
Fax +49 (0) 7428 935-112

DRELUSO Pharmazeutika Dr. Elten & Sohn GmbH
Markt 5, C-31840 Hessisch-Oldendorf, Telefon +49 (0) 5152 9424-0,
Fax +49 (0) 5152 9424-38

Pascoe pharmazeutische Präparate GmbH
Schiffenberger Weg 55, C-35394 Giessen, Telefon +49 (0) 641 7960-0,
Fax +49 (0) 641 7960-123

biosyn Arzneimitel GmbH
Schorndorfer Straße 32, D-70734 Fellbach,
Telefon +49 (0) 711 575 32-00, Fax +49 (0) 711 575 32-99
www.biosyn.de

Protina pharm. GmbH
Adalperostraße 37, D-85737 Ismaning, Telefon +49 (0) 8999 6553-0
E-Mail info@protina.de

ORTHOMOL pharmazeutische Vertriebs GmbH
Herzogstr. 30, D-40764 Langenfeld, Telefon +49 (0) 2173 9059-0,
Fax +49 (0) 2173 9059-111
www.orthomed-gmbh.de

Nycomed Pharma GmbH
Edisonstr. 16, D-85716 Unterschleißheim, Telefon +49 (0) 89 370037-0

Cytochemia AG
Im Bürgerstock 7, D-79241 Ihringen, Telefon +49 (0) 07668 9922-0